図解
マインドフルネス瞑想がよくわかる本

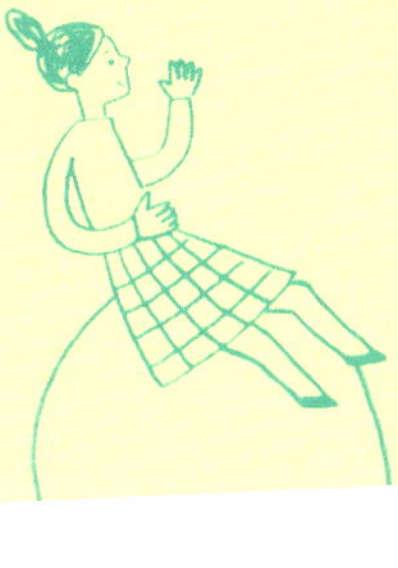

監修
有光興記
関西学院大学文学部
総合心理科学科教授

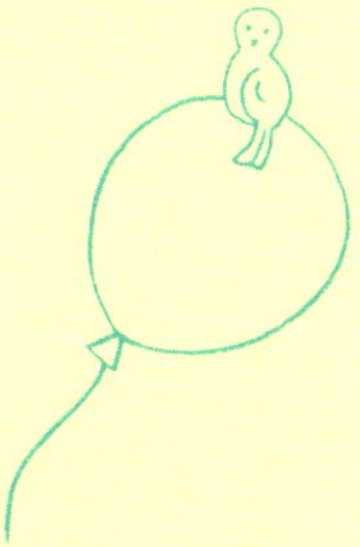

健康ライブラリー
スペシャル

講談社

まえがき

いま、巷で「マインドフルネス瞑想」がブームになっています。ほんの2～3年前まで耳にすることのなかった言葉だと思いますが、みなさんご存じでしょうか。

マインドフルネス瞑想は、簡単に言ってしまえば悩みごとやストレスの解消につながる瞑想法です。しかし、いまはそのような概要だけが広く伝わっていて、本当の意味や正しいとりくみ方が、あまりよく理解されていません。

マインドフルネスとは本来、いまこの瞬間に起こっている感覚や感情、思考に気づき、ありのままに受け入れること。そのような状態になるための瞑想が、マインドフルネス瞑想です。「感覚や感情、思考に気づく」と言われても理解できないかもしれませんが、その「わからない」という思いがあなたの思考です。わからないと思ったときに、それは思考だと気づき、心のなかで「思考」と実況中継する。それがマインドフルネス瞑想の実践法のひとつです。

思考にただ気づくだけで、よい考えとも悪い考えとも判断しません。判断しないで、またいまこの瞬間に気づきを向けます。それをくり返すと、感覚や感情、思考が瞬間瞬間に変化すること、すべては一瞬に消え去ることがわかってきます。そうしてマインドフルになり、一つひとつの雑念に振り回されなくなるのです。

それを知らないまま、ただ座って心を落ち着けようとしても、「痛い」「つまらない」「長い」「嫌だ」などと思考がめぐるものです。そして「効果がない」「私にはできない」と感じて、瞑想をやめてしまいます。やみくもに自己流で瞑想をすると、かえって害になります。

そこで仏教寺院や各種の研修会に行き、瞑想を学ぶのもよいのですが、まずは本で確かな方法を学ぶのもよいでしょう。この本ではそのために、心理学や脳科学を主とした科学的な裏付けに注目して、瞑想を解説しています。

初心者は、この本でマインドフルネスを理解し、瞑想にトライしてみてください。経験者は瞑想をしていて困ったときに、この本で正しい知識や実践法を確認しましょう。みなさんが実践を重ね、ありのままを受け入れて、悩みや苦しみから解放されることを切に願っています。

関西学院大学文学部総合心理科学科教授
有光興記

図解

マインドフルネス瞑想がよくわかる本　もくじ

1 そもそもマインドフルネス瞑想とはなにか

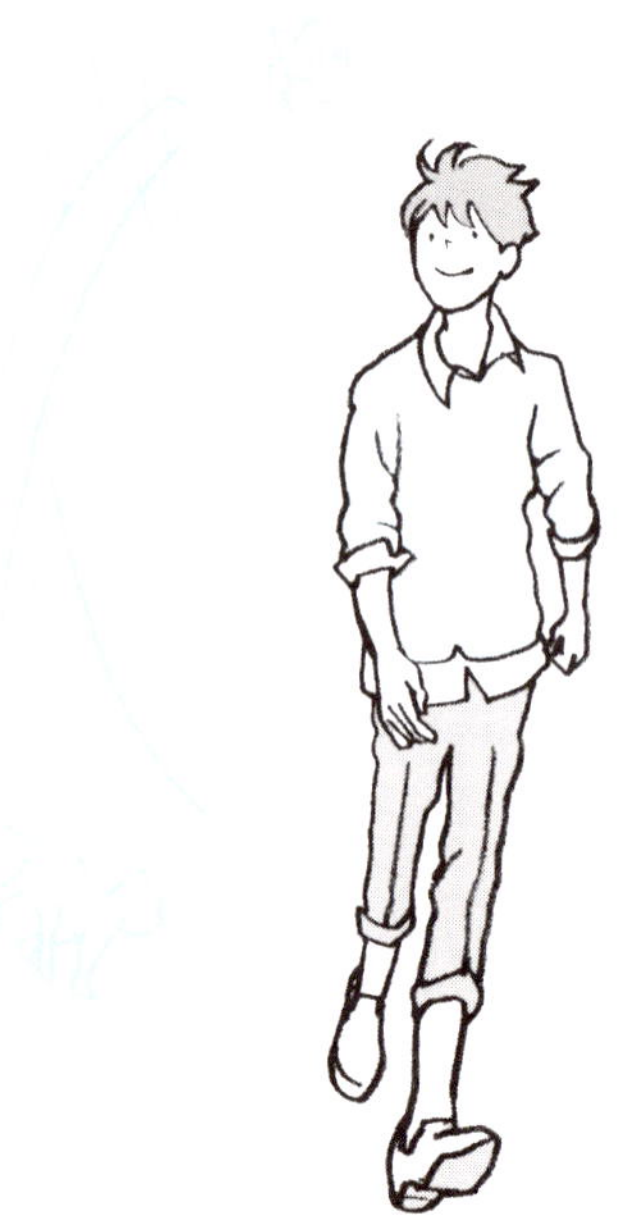

2 瞑想をすると、悩みの正体がみえてくる

3 マインドフルネス瞑想をはじめてみよう

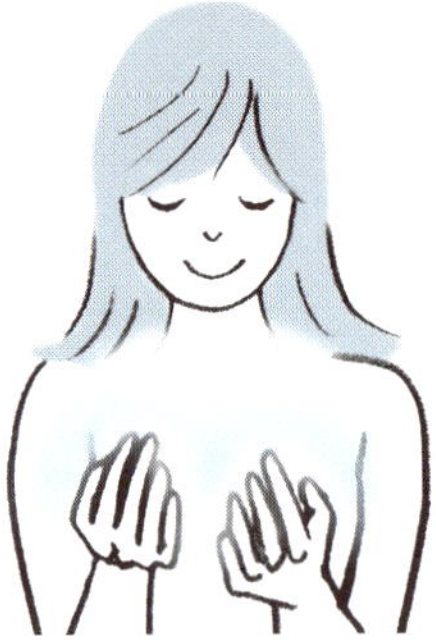

4 うまくできないときの対処法

5分でわかる
マインドフルネス瞑想の基本

マインドフルネス瞑想とはなにか。その意味や基本的な内容を説明します。誰がいつ確立したものなのか。どうやっておこなうのか。そしてどんな効果が期待できるのか。最初に基礎をつかんでおきましょう。

1 マインドフルネス瞑想とは？

マインドフルネスとは、いまこの瞬間に起こっていることに集中していて、よけいな考えにとらわれない状態。その状態でいられるための実践法がマインドフルネス瞑想です。

10・12ページ参照

「集中力を高める思考法」として注目され、ビジネスパーソン向けのセミナーにとり上げられたりしている

2 誰がつくったのか

もともとマインドフルネス瞑想は世界中の仏教寺院でおこなわれていました。それらがアメリカの大学で研究され、マインドフルネス瞑想を中心とするプログラムが生まれました。

14ページ参照

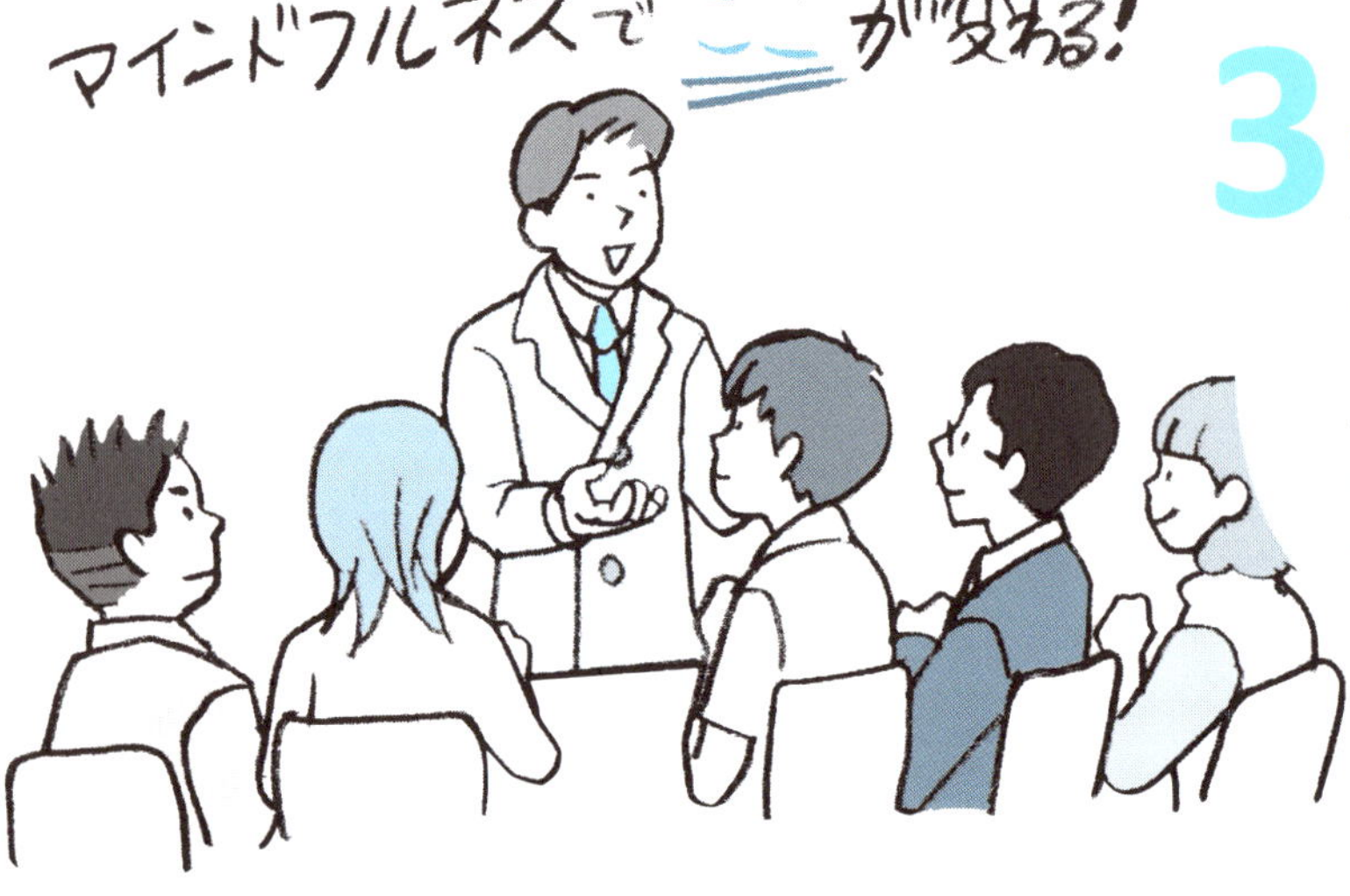

3 なぜ流行っているのか

マインドフルになると、結果として悩みや迷いが減り、ストレスが解消したり、集中力や発想力が高まったりします。その効果に注目が集まっています。

16・18ページ参照

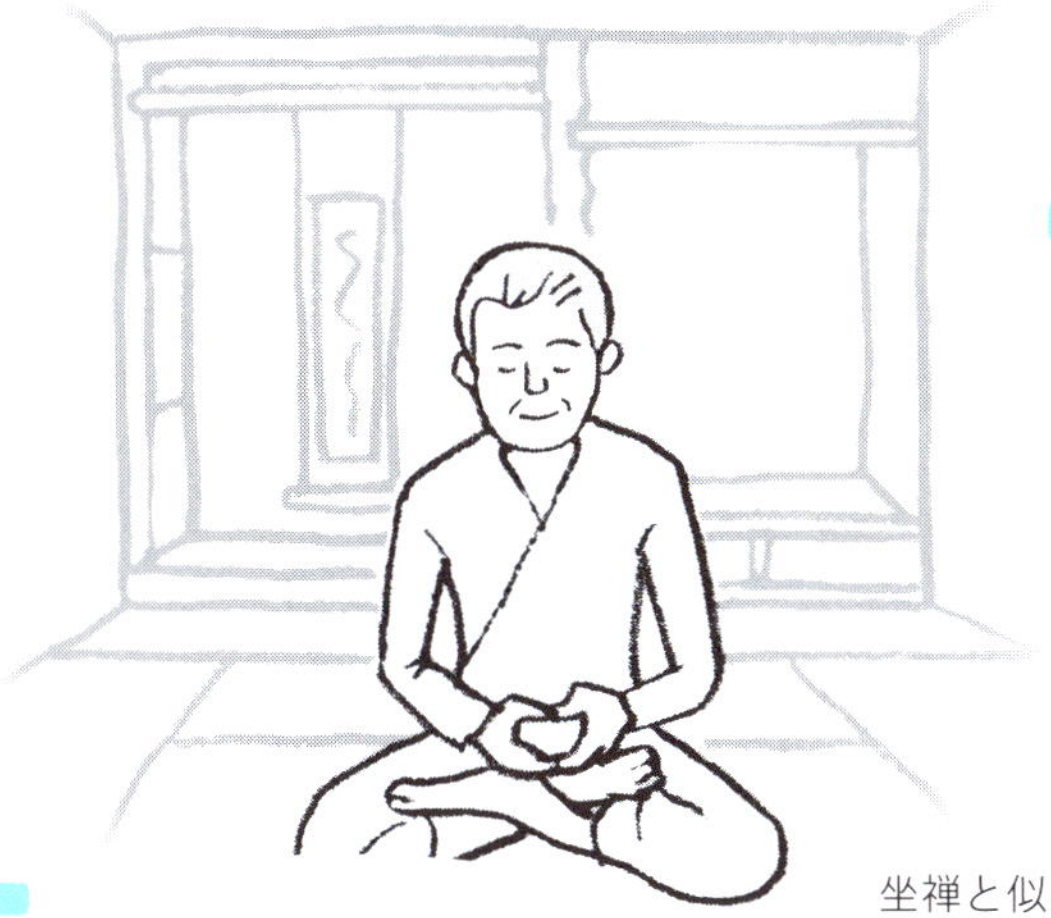

4 座っておこなうもの？

瞑想というと、座っておこなう坐禅をイメージするかもしれませんが、マインドフルネス瞑想は座っていても、歩いていてもできます。食事中でもできてしまいます。

46・54・58ページ参照

坐禅と似ている部分もあるが、違う部分もある。マインドフルネス瞑想のときは、坐禅の姿勢「結《けっ》跏《か》趺《ふ》坐《ざ》」を組んでも組まなくてもよい

5 具体的にはどうする？

目をつぶってなにかを考えるのではなく、感覚に気づきを向けます。みえるものや音、香り、自分の動きなどに一瞬一瞬、気づくようにします。基本的にはそれだけです。

28・50ページ参照

6 どんな道具を使う？

特別な道具は必要ありません。場所も服装も自由です。CDなどで音声ガイドを聞く方法もありますが、そのような準備をしなくても実践できます。

44・76ページ参照

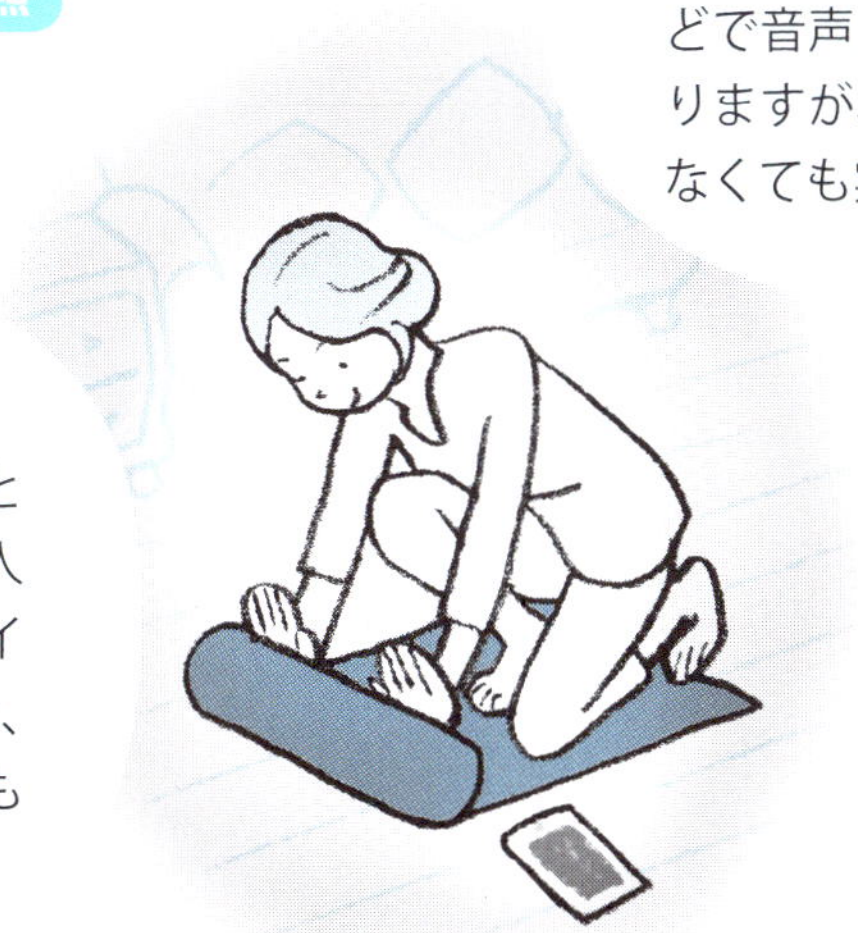

マットを敷いたり、部屋を薄暗くしたり、スマートフォンで音声を流したりと、さまざまな準備をしてもよいが、それらがなくても実践できる

7 何分おこなえばよい？

瞑想を、小一時間じっくりとおこなうものと思っている人もいるかもしれません。マインドフルネス瞑想の場合は、10分間で十分に実践できるものもあります。

42・78ページ参照

8 どんな効果がある？

マインドフルネス瞑想をおこなうと、よけいな考えに振り回されなくなります。その結果、人間関係にわずらわされることや、過去を悔やむことが減ります。

32・36ページ参照

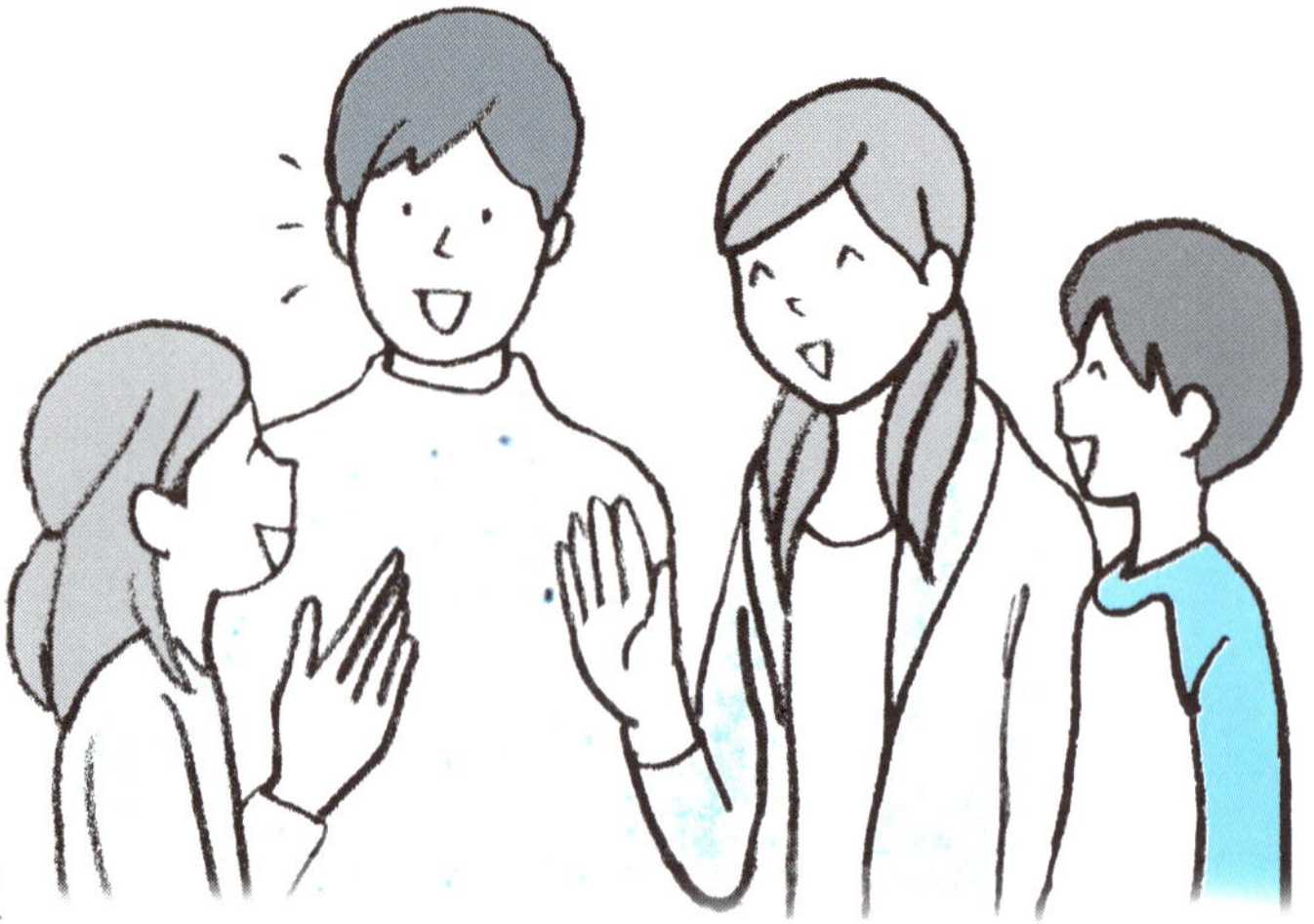

よけいなことを気にしすぎてギスギスしていた関係が、さわやかで争いのない関係に変わっていく。そのような変化が起こってくる

9 すぐに実感できる？

最初は変化を感じないかもしれませんが、瞑想を続けるうちに、否定的な考えにとらわれず、新しいことにとりくめる一瞬が生まれます。あるがままにものごとを受け入れるよさを実感できます。

74ページ参照

10 雑念が浮かんだら失敗？

失敗ではありません。雑念が浮かぶのは当然です。雑念を雑念として観察し、瞑想を続けていくことが大切です。

82・88ページ参照

瞑想のしくみをもっとよく知りたい人は**第１章・第２章へ**

とにかくすぐに瞑想をはじめたい人は**第３章・第４章へ**

マインドフルネス瞑想は、けっして難しいものではありません。特別な道具を用意する必要もなく、今日から生活にとり入れられます。この本を使って理解を深め、実践をはじめてみてください。

1

そもそも
マインドフルネス瞑想
とはなにか

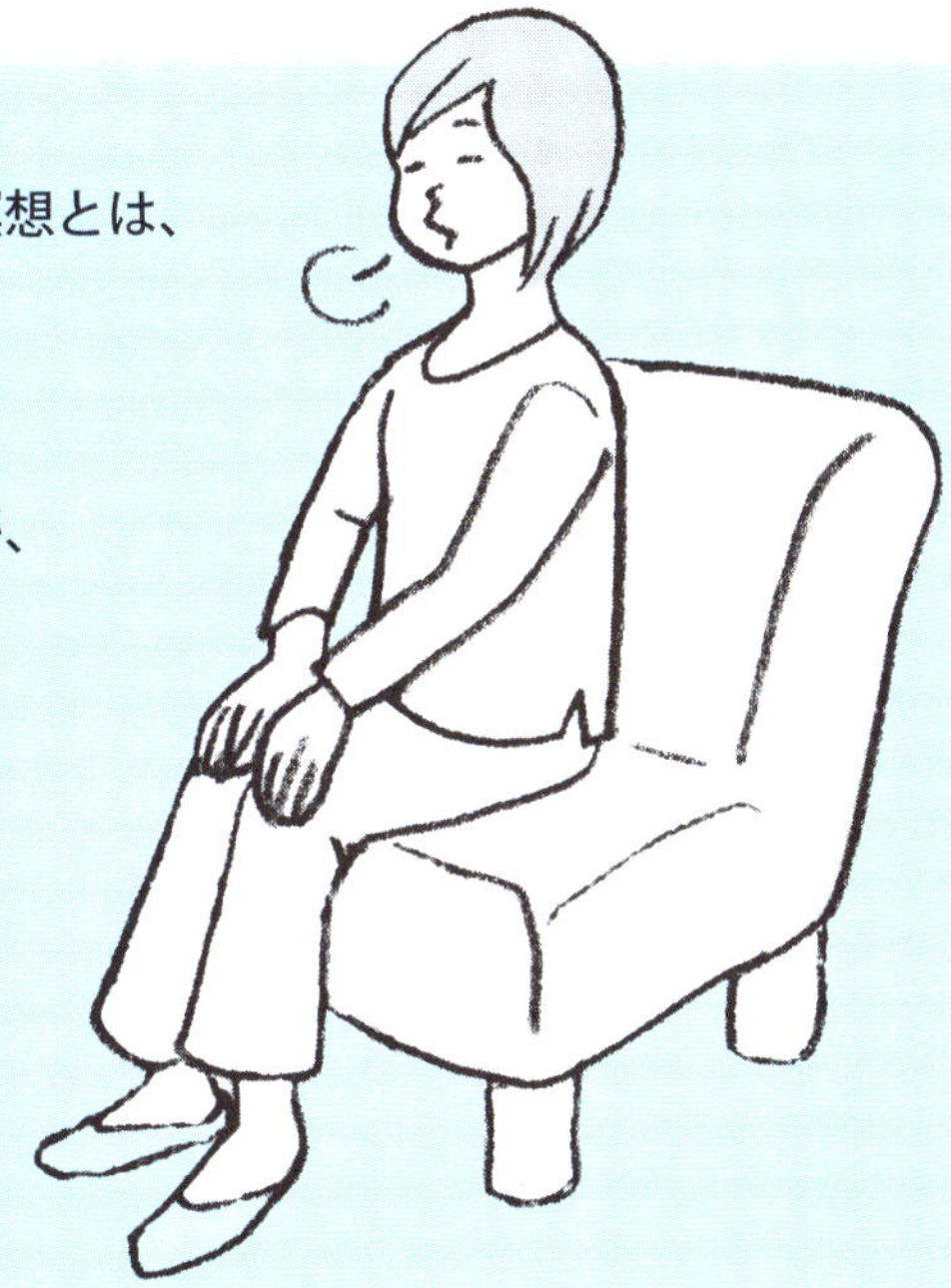

すでに解説した通り、マインドフルネス瞑想とは、
心がフルに働くマインドフルな状態を
つくる瞑想です。
仏教と医学にルーツをもつとりくみですが、
精神医学やビジネス分野でも活用され、
これまで発展してきました。
近年は思考法やストレス解消法としても
注目を集めています。

心がフルに働いている状態

マインドフルネスは心の本来の姿

私たち人間は、なにをするときにもさまざまなことを思ったり考えたりして、状況を複雑にし、悩みを深めていきがちです。

そのように「思う」「考える」といった心の働きがよけいなことをせず、なにごともシンプルにとらえられるようになれば、思い悩むことは減るはずです。

心がそうした状態になっていることをマインドフルネスといいます。心がフル（完全）に働いているということですが、具体的には「気づく（認識する）」機能が十分に発揮されることをさします。

まずは心の働きを、そのようにとらえてみましょう。

そもそも心とはなにか

「マインドフルネス」の「マインド」とは心のこと。心という言葉にはさまざまなイメージがありますが、まずは自分が心をどうとらえているか、考えてみましょう。

mind

喜怒哀楽や好き嫌いといった「気持ち」のこと？

生き方や考え方、性格などを含めた総合的な「人格」のこと？

さまざまなことを感じたり考えたりする「脳の働き」？

善悪などに対する自分なりの「考え」のこと？

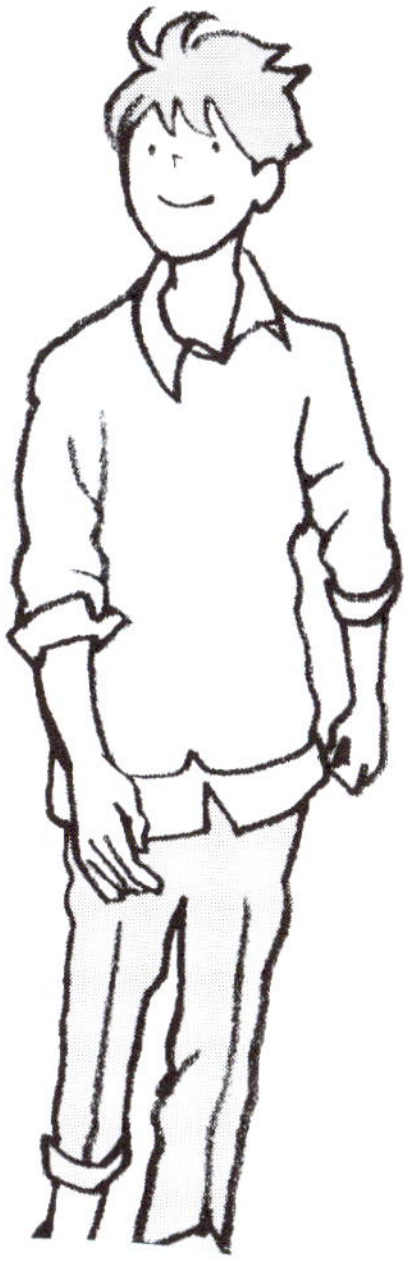

マインドフルネスのとき、人はよけいなことを考えず、目の前の風景をただ受け入れ、楽しみながら歩いていける

●「心がフルに働いている」とは●

心という言葉について考えてみると、「思う」「考える」といった、心のさまざまな機能がみえてきます。マインドフルネス瞑想ではそのなかでも「気づく」という機能を重視し、その働きが十分に発揮されるようにしていきます。

心の主な働きは「気づくこと」

マインドフルネス瞑想ではこまやかな感覚に「気づく（認識する）」機能を重視する。ふだん意識している「思う」「考える」といった機能はただ観察する

マインドフルネスはなにごとも正確に認識できる状態

「気づく」機能が十分に発揮され、思考が勝手に働きはじめなければ、現状を正しく受け入れられる。その状態が「マインドフルネス」

多くの人は思い悩んで心の働きがにぶくなっている

たいていは現状に「気づく」だけでなく、すぐに「思う」「考える」もフルに働いてしまう。そうして多くの人の心は、思い悩むことが増え、働きがにぶくなっている

mindfulness

マインドフルになるための瞑想

心が本来の姿をとり戻す

心の働きが複雑になっていて、なにかと思い悩む状態になっている人も、マインドフルネス瞑想をすることによって、心の本来の機能を発揮できるようになります。

思い悩む心

多くの人がいつも思い悩んでいる。先々のことを心配したり、過去を悔やんだりして、つねになにかを考えている

24ページ参照

マインドフルネス瞑想

瞑想によって、いまこの瞬間の感覚に「気づく（認識する）」機能を十分に働かせる

具体的な方法は第３章へ

ありのままを受け入れた心

ありのままの姿を受け入れられる。現状をそのまま認識できるようになり、心の平静な状態をとり戻す

26ページ参照

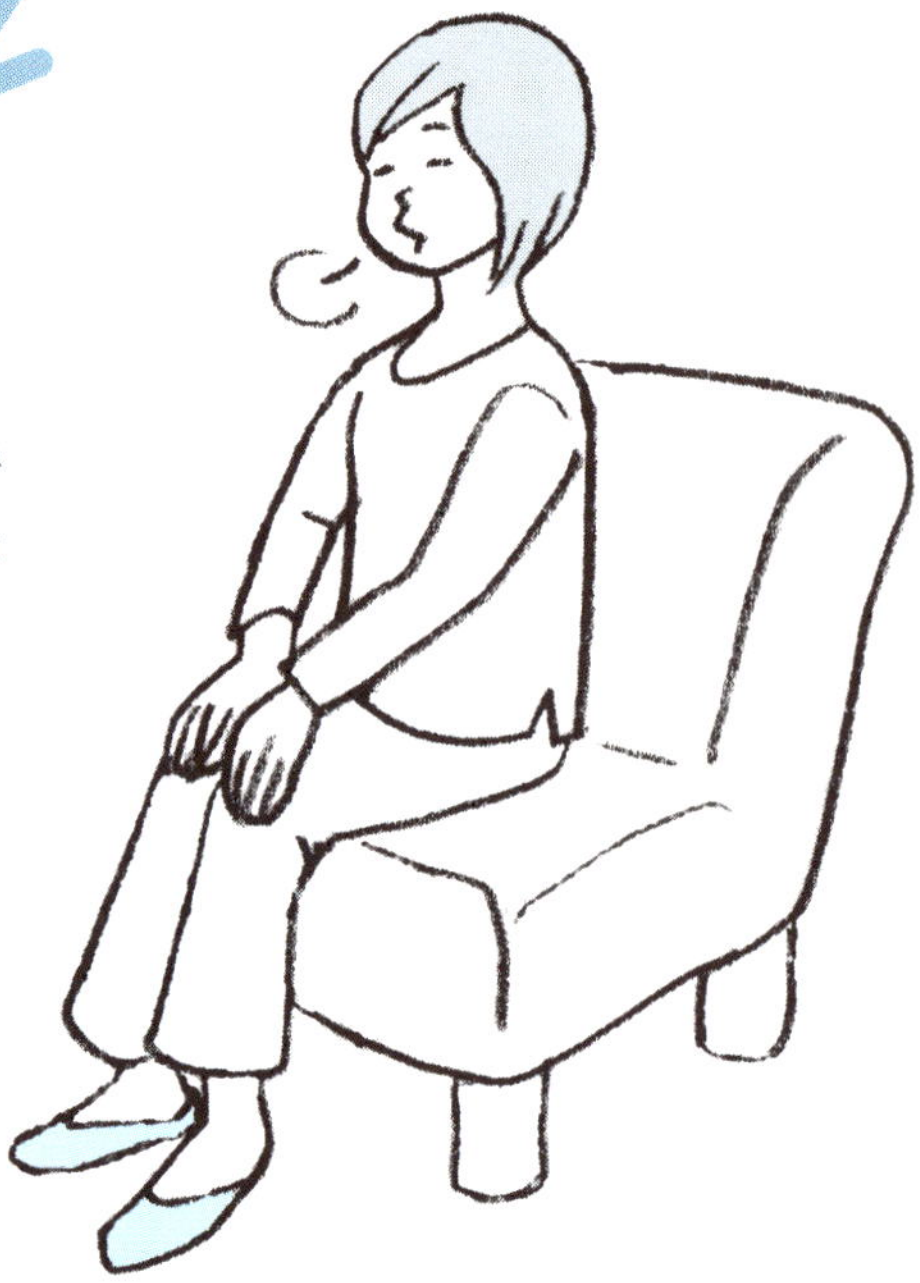

「呼吸の瞑想」（50ページ参照）などをおこない、「気づく」機能を働かせる。それをくり返すことで、心が本来の機能を発揮できるようになっていく

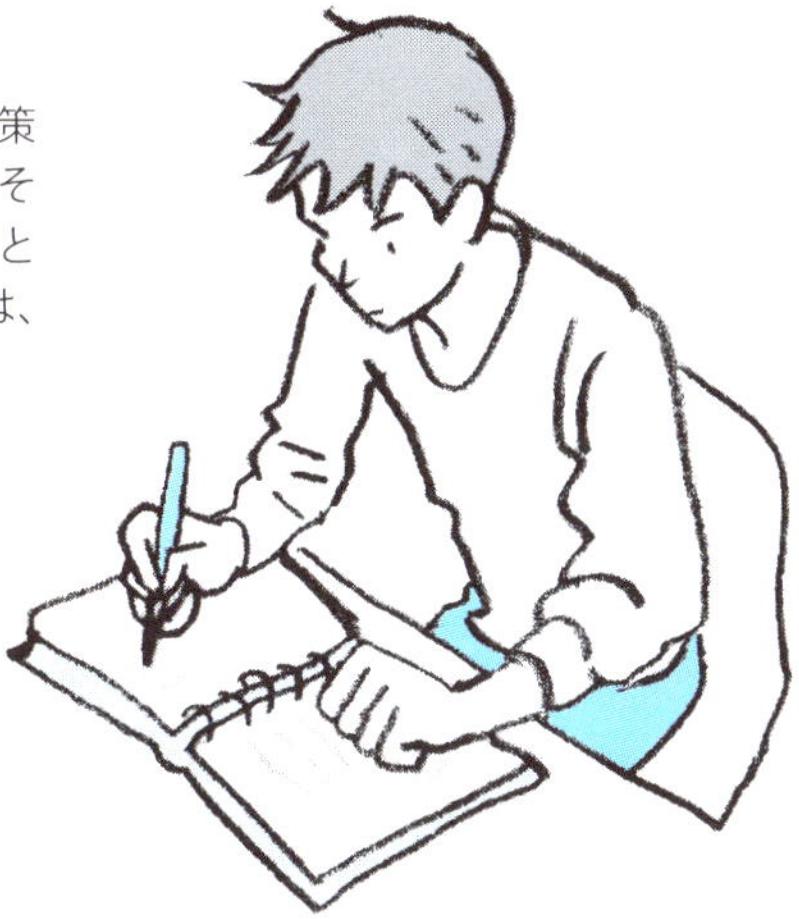

問題をみつけて解決策を探るのもよいが、そのように反省することと瞑想をすることは、まったく違う

反省とはどう違うのか

反省して考え方を見直せば、ものごとを正しく認識できるようになると感じる人もいるかもしれません。しかし反省するとき、人は批判的に考えています。それではマインドフルネスになりません。瞑想はただの反省と違い、批判的に考えない瞬間をつくり出して、肯定的な面にも気づくという、科学的な手法なのです。

反省ではくり返し批判する

- 失敗の原因や背景を探る
- 同じ失敗をしないように対策を考える
- 自分や周囲の環境を批判する
- くり返して、落ちこむ

瞑想では批判的に考えない

- 体の感覚に「気づく」ことに集中する
- 考えることを否定しない。一瞬の考えにすぎないことに気づく
- ものごとへの対策や答えを探そうとしない

よけいな考えから意識を切り離す

マインドフルネス瞑想をおこなうことによって、心は本来の姿をとり戻していきます。

そのために、気づくことへの集中を重視します。体のこまやかな感覚に意識を向け、ささいな変化に気づくことをくり返して、心の状態を整えていくのです。

その間、なにかを思ったり考えたりしても、それを深く掘り下げないのがポイントです。

瞑想は心を働かせる科学的な手法

瞑想というと「坐禅を組んで心を落ち着かせ、雑念を捨てる」といったイメージや、神秘的な印象があるかもしれませんが、瞑想は本来、科学的な手法です。

マインドフルネス瞑想も、心の「気づく」機能の発揮に焦点をしぼった手法なのです。

仏教と医学にルーツがある

主に 2 つのルーツがある

マインドフルネス瞑想には、仏教と医学という 2 つのルーツがあります。仏教で伝えられているブッダの瞑想と、さまざまな瞑想をもとにして開発された医学的なプログラムが、マインドフルネス瞑想の理念や手法のもとになっているのです。

仏教のルーツ

仏教の教えのなかで、ブッダの瞑想が広く伝えられてきた。インドから中国などをへて、日本にもそのとりくみが伝わっている。基本的には仏教の教えや言葉を用いておこなわれるもので、マインドフルネス瞑想のベースになっている。

医学のルーツ

インドからスリランカなどをへて、欧米にも仏教の瞑想が伝わった。アメリカでは、マサチューセッツ大学のジョン・カバットジン博士が仏教の瞑想をもとに医学的なプログラムを作成。マインドフルネス瞑想の効果を広く全世界に伝えた。

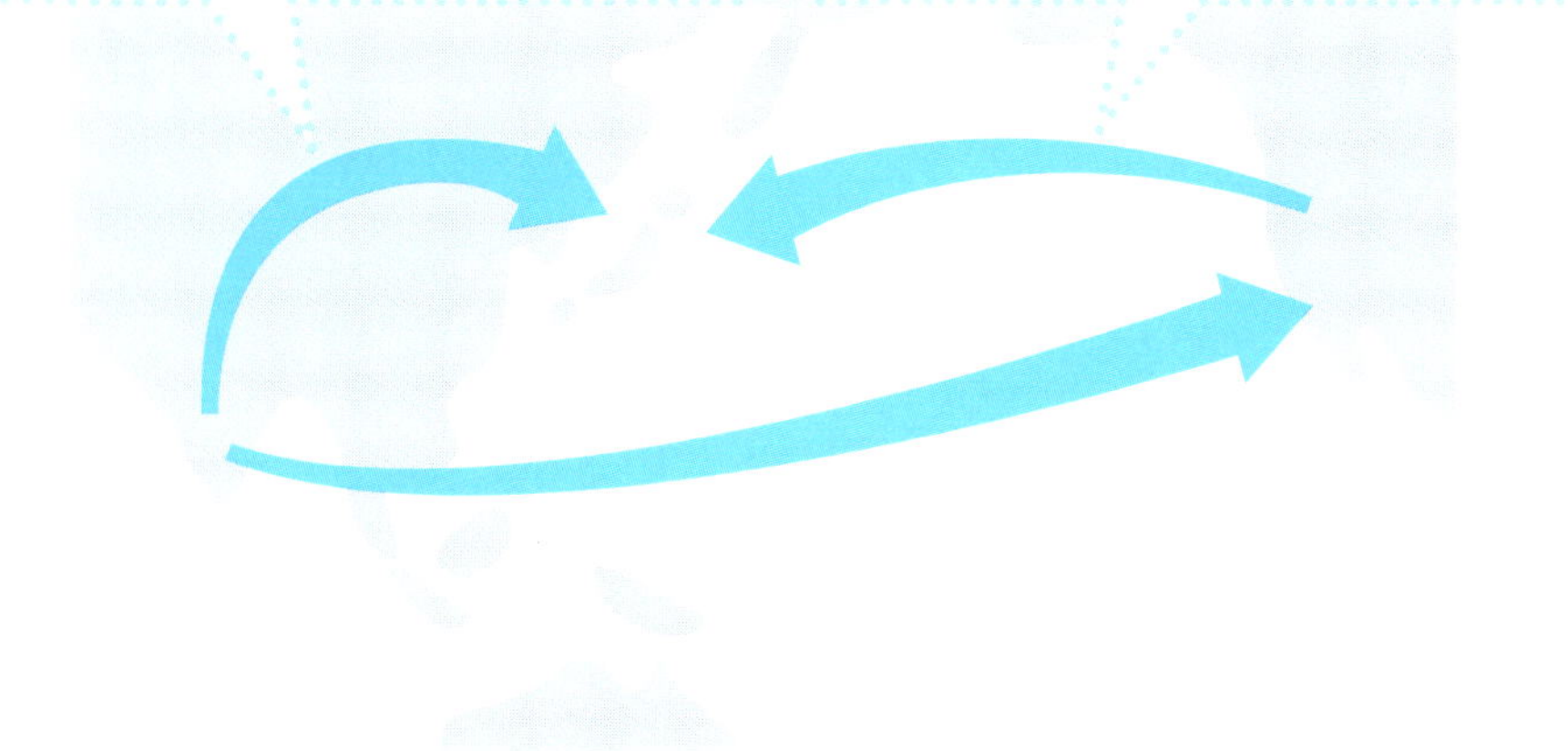

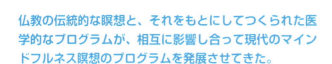

仏教の伝統的な瞑想と、それをもとにしてつくられた医学的なプログラムが、相互に影響し合って現代のマインドフルネス瞑想のプログラムを発展させてきた。

仏教の瞑想がベースになっている

仏教の開祖であるブッダは、さまざまな瞑想にとりくむなかで悟りを開き、その経験を後世に伝えました。ブッダの瞑想は心を広く開放し、悩みから解放されるためのもの。それがマインドフルネス瞑想の骨格となっています。

アメリカで医学的なプログラムに

ブッダの瞑想には心の機能を整える効果があり、さまざまな地域の各分野に広がりました。アメリカではその一部が医学にとり入れられ、マインドフルネス瞑想がストレス対策に活用されるようになりました。

そうして瞑想は本来の姿から改変されましたが、生活に定着し、仏教と医学双方の視点から、総合的な研究がおこなわれるようになっています。

それぞれ重視することが違う

仏教にルーツをもつ瞑想と、医学にルーツをもつ瞑想では、ねらいが異なります。仏教では「無我」といった教えを説き、「悟り」をめざしますが、医学ではストレスの軽減や病気の治療に重点をおきます。

仏教のマインドフルネス瞑想

ブッダの教えに従い、瞑想によって悩みや苦しみのない悟りにいたるという考え方をする。基本的には、仏教徒のもとでおこなう。目標を立てたり、期間を区切ったりせず、生涯をかけてとりくんでいく。

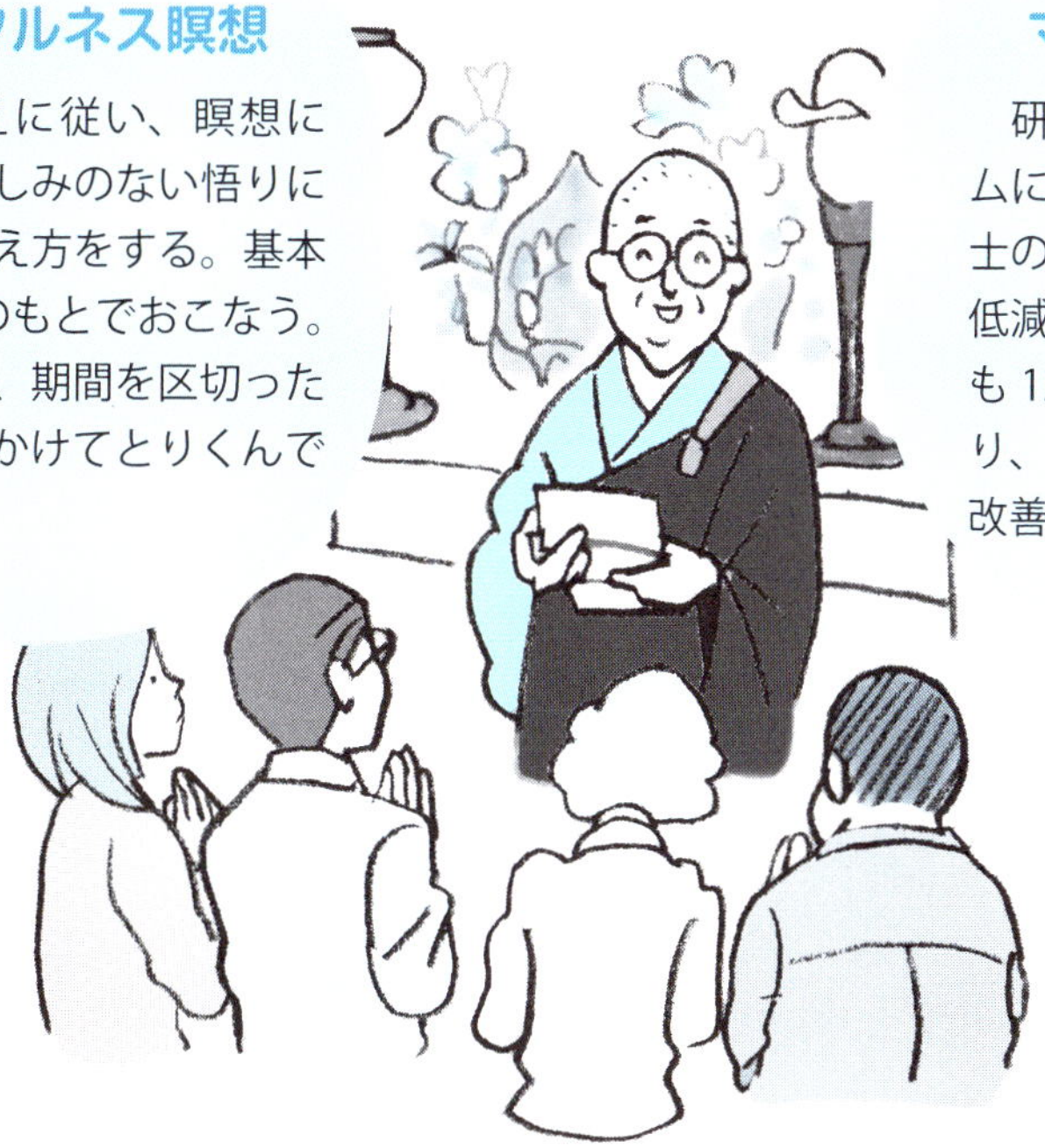

医学のマインドフルネス瞑想

研究に基づき、一定のプログラムになっている。カバットジン博士の形式では 8 週間でストレスを低減させることをめざす。ほかにも 12 週間のプログラムなどがあり、いずれも実践者の健康状態の改善が目的となる。

仏教寺院では、最初に仏教徒の法話を聞き、そのあとブッダの言葉にそって瞑想をおこなうというような、宗教的な形式での実践となる

抑うつや不安を解消する治療法に

医学のプログラムがさらに発展

医学の分野で前述のカバットジン博士が最初に手がけたのは、慢性疼痛の緩和のための瞑想でした。その効果が実証されたことで研究はさらに発展し、現在では抑うつや不安などの精神症状の治療法としても研究されています。

仏教の伝統的な瞑想

瞑想主体のMBSR

Mindfulness Based Stress Reduction、マインドフルネスストレス低減法。カバットジン博士の開発したプログラムで、慢性疼痛の治療法として開発され、さまざまな精神疾患に効果が認められている

瞑想と認知療法のMBCT

Mindfulness Based Cognitive Therapy、マインドフルネス認知療法。抑うつや不安などの精神症状の治療法。もとはMBSRをベースにして、認知療法の専門家たちがうつ病の再発予防のために開発したもの

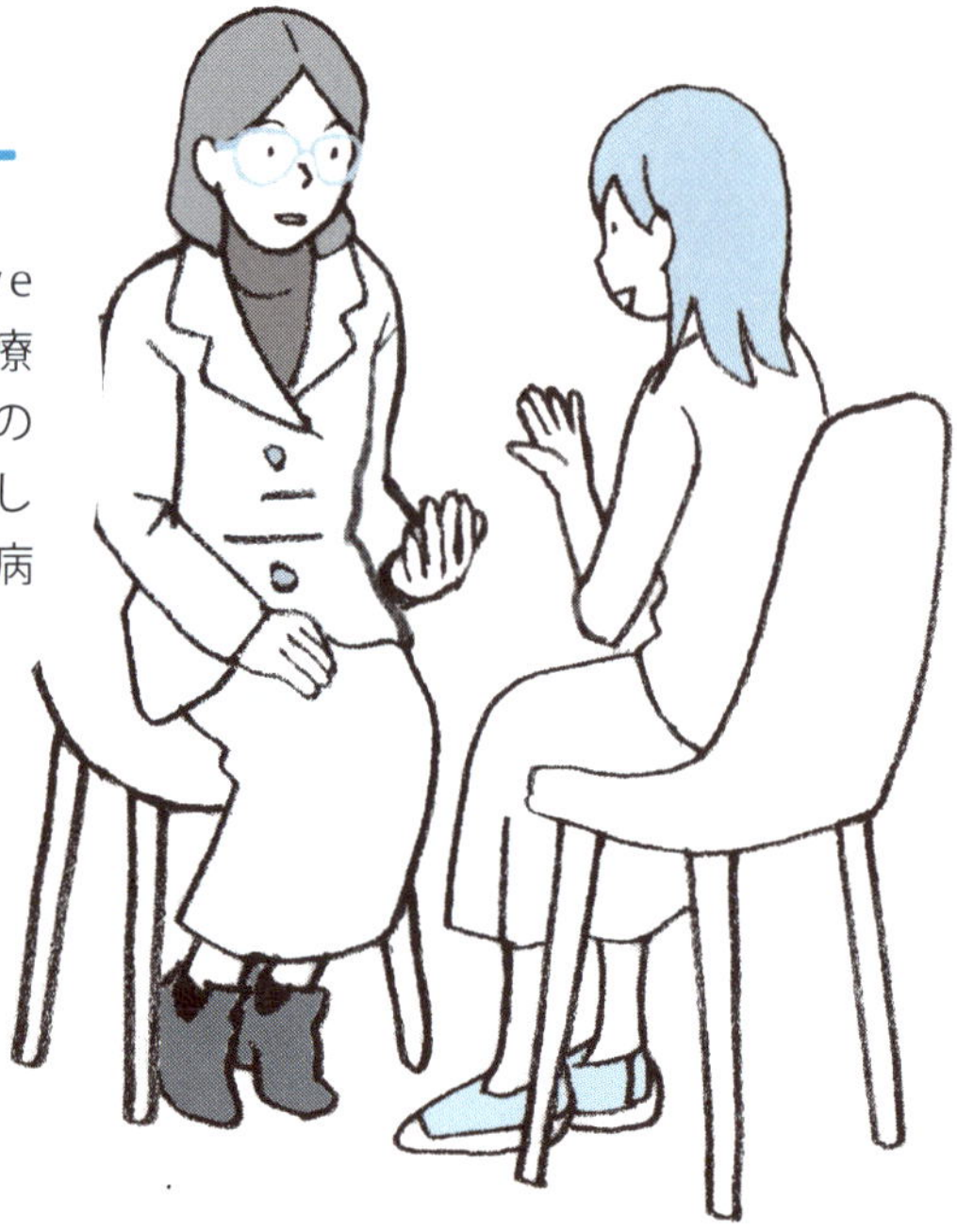

認知療法は、患者さんの認知（考え方）の調整をはかる治療法。その手法に瞑想を組み合わせ、考えから距離をおく「脱中心化」をはかるのがMBCT

心の治療の一端を担っている

うつ病や摂食障害などの精神疾患にかかったときには、生活を見直したり、薬物療法や精神療法を受けたりして、状態の回復をはかることが大切です。マインドフルネス瞑想は精神療法の一部で活用されています。

うつ病などを対象にアレンジされてきた

マインドフルネス瞑想は悩みを解消するためのとりくみとして知られていますが、医学的にはもともと体の慢性疼痛をその治療対象としていました。

瞑想をとり入れたプログラムが痛みの緩和に役立つことが脳画像検査などによって検証され、それが糖尿病などの慢性疾患のストレス低減や、うつ病などの精神疾患の治療にも広がってきました。

瞑想はもともと日常的に心の働きを整えるものですが、医学の分野では病気による痛みやストレス、精神的な不調などをやわらげる手法としても活用されるようになってきたのです。

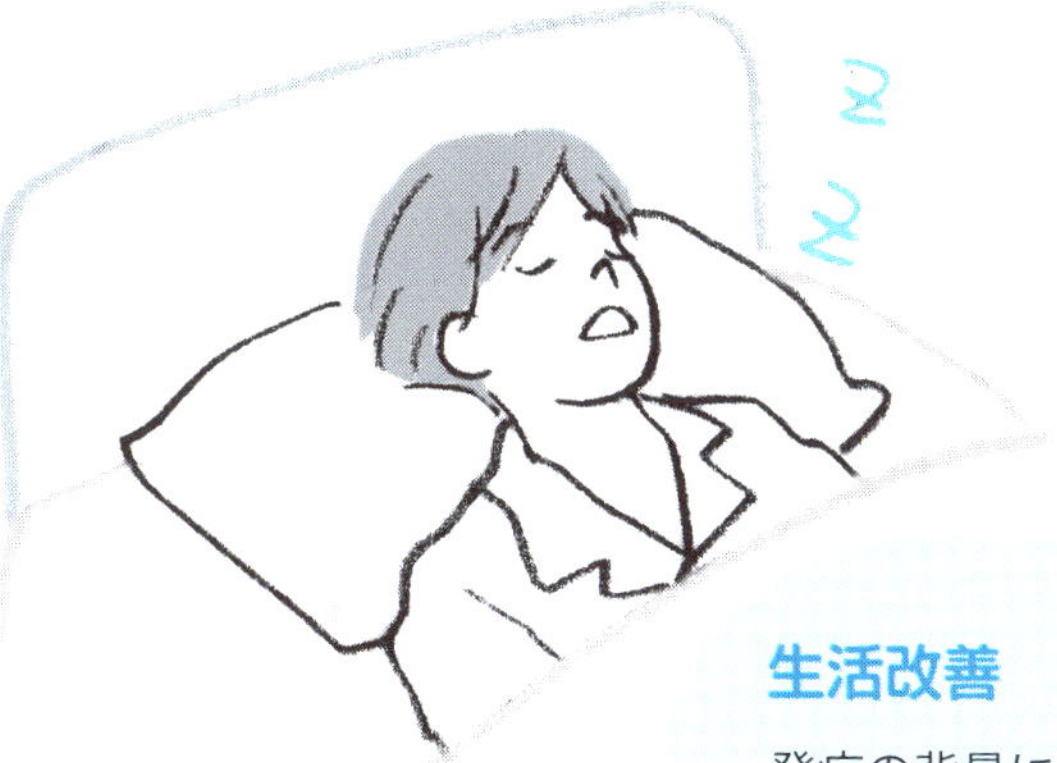

生活改善や薬の服用、瞑想などによって精神症状を緩和し、休息をとることが重要に

心の病気の対処法・治療法

生活改善

発症の背景にストレスの多い生活がある場合、それを見直すことも治療の一環となる

薬物療法

抗うつ薬や抗不安薬などの薬を使い、症状をおさえる

精神療法

医師や心理士との対話を中心として、患者さんが自分の状態や病気などへの理解を深める

支持的精神療法

CBT（認知行動療法）

森田療法

ACT（アクセプタンス＆コミットメント・セラピー）やMBSR、MBCTなど瞑想をとり入れた手法

精神療法にはさまざまな形式や手法がある。森田療法やACTなどの手法にはマインドフルネス瞑想と共通する部分がある

ビジネス界も思考法として注目

研修のテーマになっている

瞑想の効用には、ビジネスの分野でも注目が集まっています。

グーグルは早くから瞑想に着目し、二〇〇七年にはマインドフルネスを独自にプログラム化。数千人の従業員たちが瞑想を実践するようになりました。そうした動きはインテルやフェイスブックといった企業にもみられます。

二〇一四年にはアメリカの雑誌『TIME』がマインドフルネスの特集記事で、その流行を一時的なものではないと論じました。

いまでは多くの企業がマインドフルネス瞑想を研修のテーマとしてとり上げるようになり、日本でも実践が広がっています。

● ビジネスの課題もターゲットに ●

マインドフルネス瞑想は、悩みやストレスの解消につながるということから、ビジネスの分野でも注目を集めています。仕事の進行や職場の人間関係といったビジネスの課題も、瞑想によって解消できる対象と見込まれているのです。

ストレスや人間関係、思考力の向上、感情のコントロールなどの課題

↓

瞑想をすることで、課題は自分の欲望が生み出しているのだと気づく

↓

欲望にとらわれなくなり、自分の本来の力が発揮できるようになる

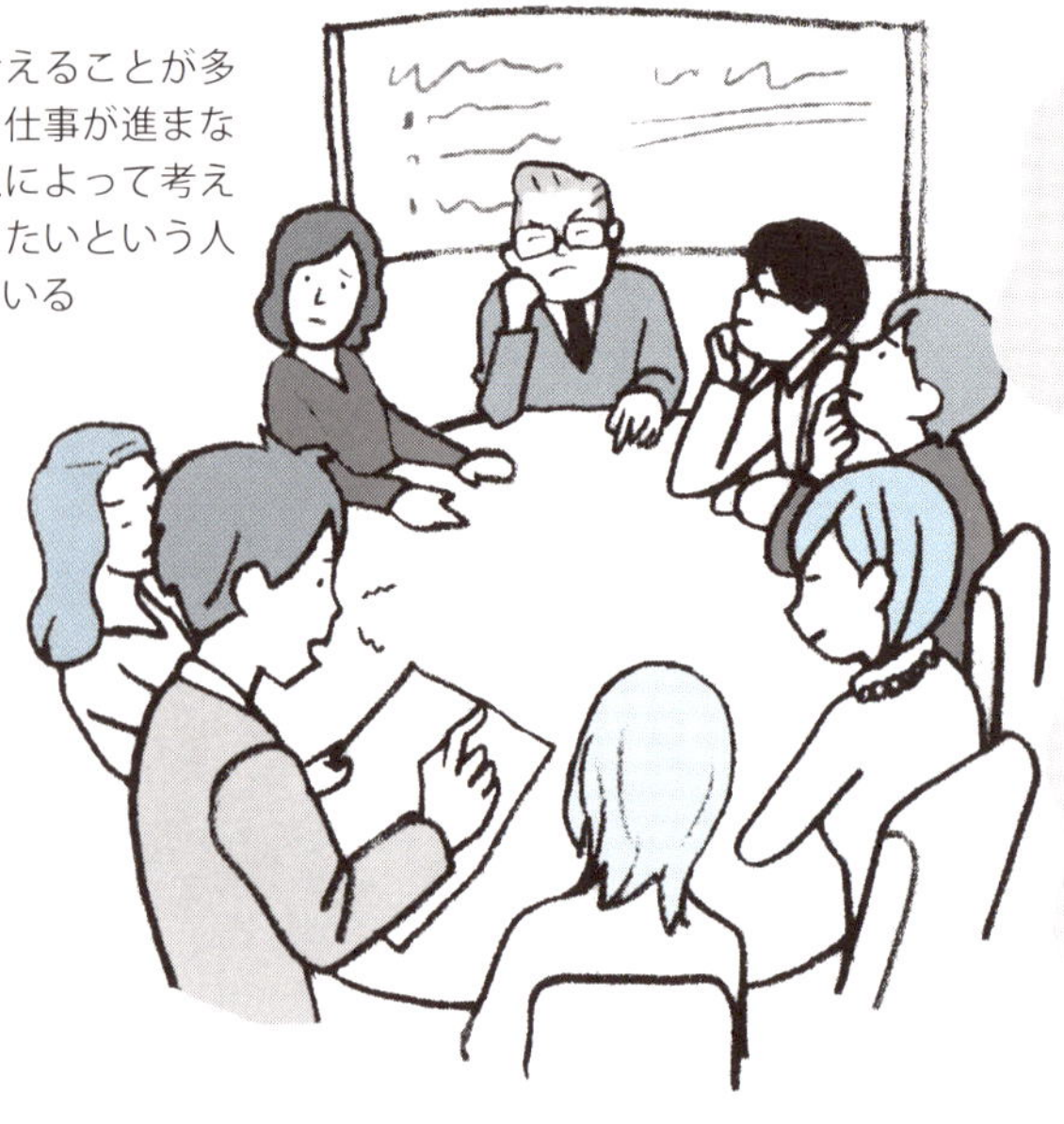

会議で考えることが多すぎて、仕事が進まない。瞑想によって考えを整理したいという人が増えている

マインドフルネスをアレンジしている

ビジネスの分野では多くの場合、伝統的な瞑想や医学的なプログラムではなく、それらをアレンジしたとりくみをおこなっています。リーダーシップのとり方など、ビジネスの課題を解決するために、マインドフルネス瞑想の一部を利用しているのです。

マインドフルネス瞑想

ベースになっているのは仏教や医学にルーツをもつマインドフルネス瞑想。ビジネスパーソンが瞑想を実践し、効果を感じて、それを部分的に仕事にとり入れようとする動きが増えている

リーダーシップ

瞑想によって自分や他者の考え・行動への理解を深めると、人間関係がよくなり、仕事にも落ち着いてとりくめて、リーダーシップを発揮しやすくなるという視点がある。「マインドフル・リーダーシップ」という名称で研究や実践がおこなわれている

ストレスマネジメント

瞑想にストレス対策の効果が認められていることから、医学的なプログラムをアレンジして、職場のストレスマネジメントをおこなっている企業もある

生産性アップ

瞑想をしてよけいな考えにとらわれなくなると、仕事の生産性が上がるともいわれている。仕事に優先順位をつけるための手法として、瞑想が活用されている

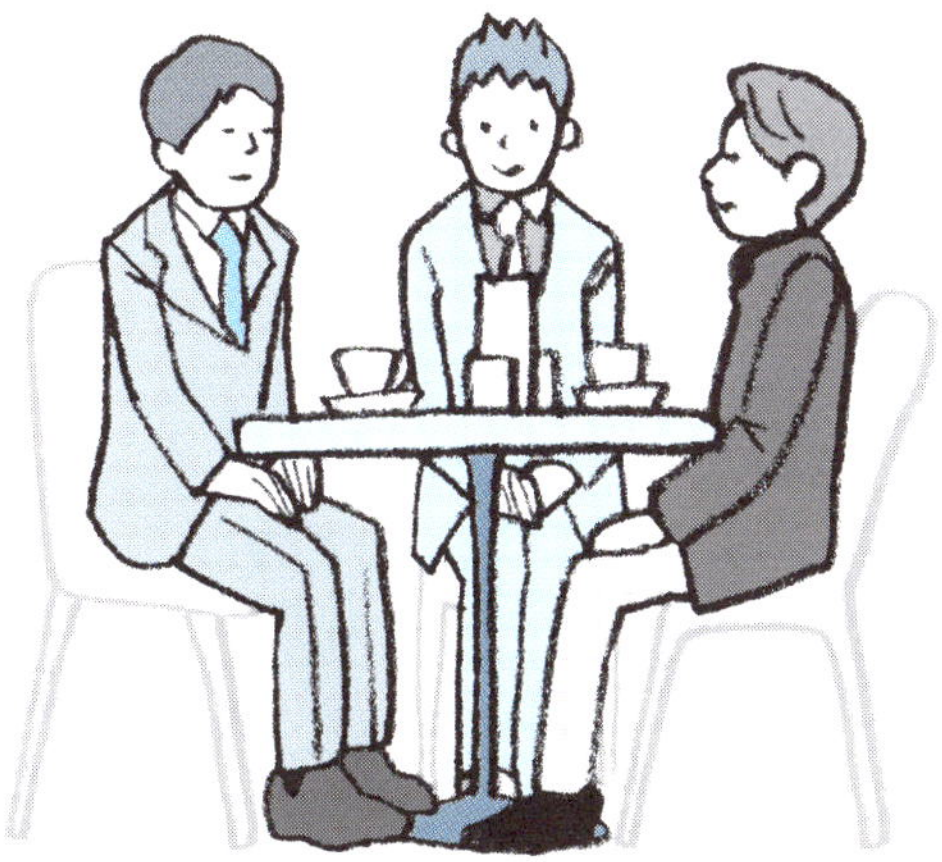

瞑想に興味をもつ人たちがカフェなどに集まり、簡易的な瞑想会をおこなうという例もある。日常の場面にも瞑想が広がりつつある

アレンジしすぎて形骸化している例も

瞑想はもともと、日常のどんな悩みも対象としています。そして場所を選ばない行為でもあります。ビジネスに活用されるのは、おかしなことではありません。

しかし、伝統的な瞑想から手法だけを抜き出し、ビジネス向けにアレンジしすぎて、形骸化している例もあります。それでは効果は得られません。本書で瞑想の基本的な考え方を理解し、それにそって実践していきましょう。

理解に役立つ用語集 1

悟り

宗教にくわしくなくても悟りを開けるのか

ブッダは瞑想によって悟りを開いたといわれています。仏教では、その境地にいたるまでの道として、信心をもつことや坐禅を組むこと、念仏を唱えることなど、さまざまな宗旨が伝えられています。

宗教的な知識のない人には、悟りとはなにか、なにをすれば悟りを開けるのか、理解できないかもしれません。しかし、そのように難しさを感じる人にこそ、マインドフルネス瞑想が役立ちます。

マインドフルネス瞑想では、宗旨はひとまずおき、悩み・苦しみに対処することができます。ルーツは仏教にありますが、ほかの視点も入り、誰でもとりくめる実践法になっているのです。

瞑想によって、悩みから解放されることは確かです。そうして心の落ち着きを得た人をみると、まるで悟りを開いたようにみえるかもしれませんね。

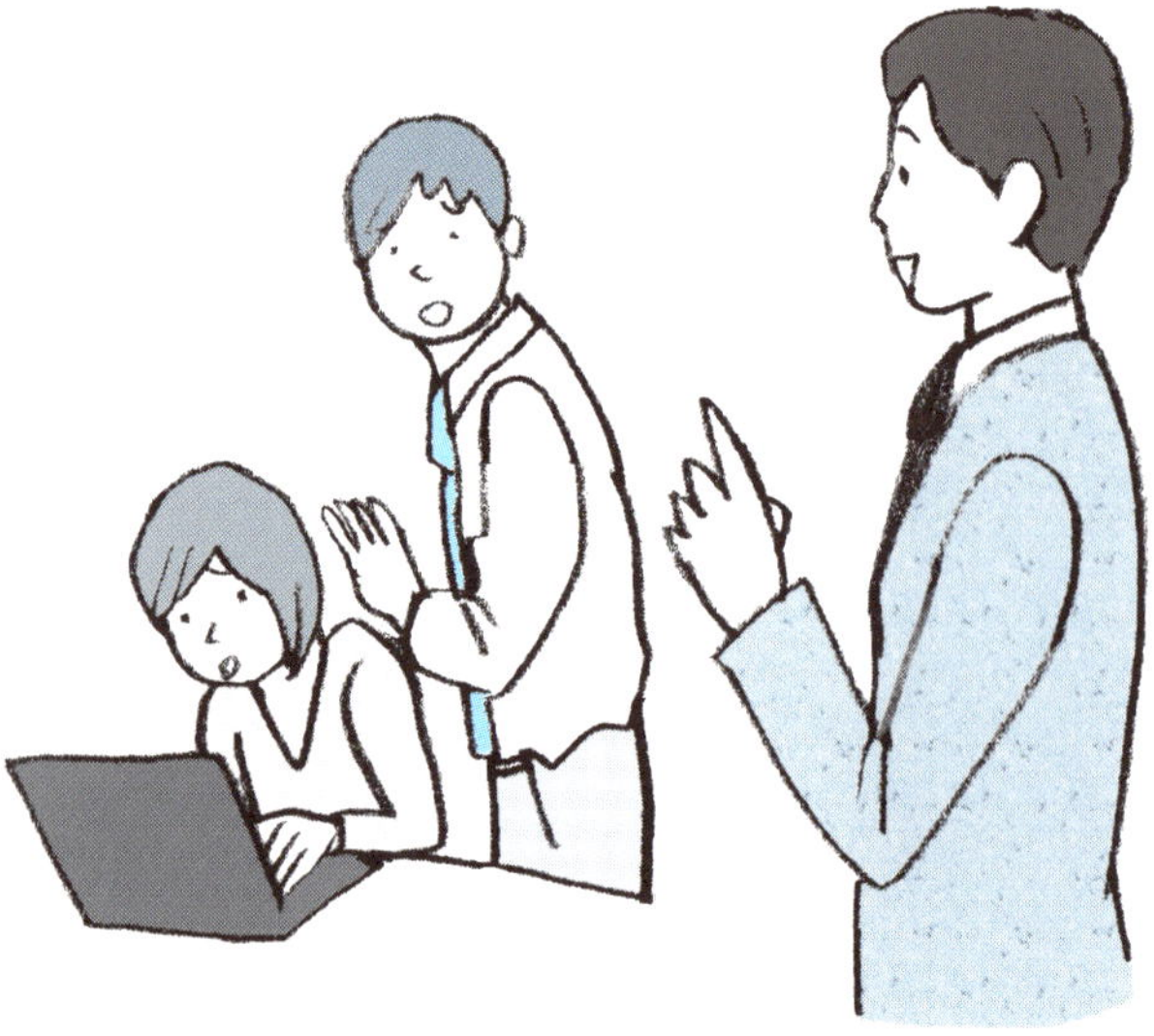

仏教の「悟り」かどうかはわからないが、瞑想にとりくみ、よけいな考えに振り回されなくなった人は、落ち着いてみえる

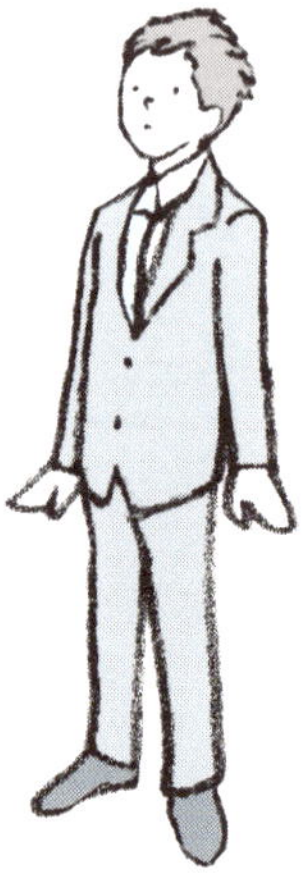

2

瞑想をすると、悩みの正体がみえてくる

マインドフルネス瞑想にとりくみ、
さまざまな感覚に意識を向けていると、
日頃あまり意識していなかった、
自分の思いに気づきはじめます。
自分にはさまざまな欲求があることがわかり、
それが多くの悩みを生み出していることが、
みえてくるのです。

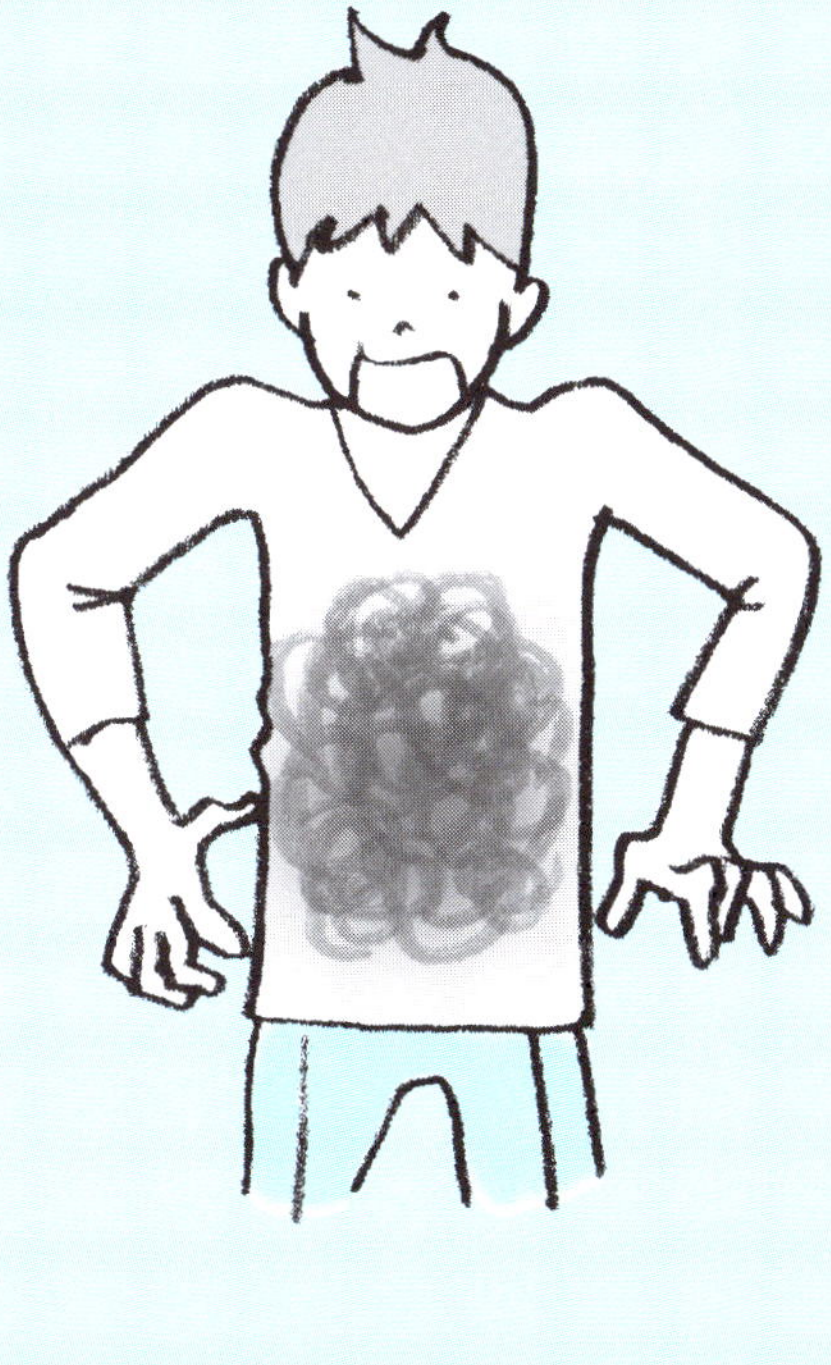

誰しも人生に悩みが尽きることはない

なぜ瞑想をすると悩みが消えるのか

仕事で同じ失敗をしても、そのことで深く悩む人もいれば、あっけらかんとしている人もいます。なぜ思い悩む人がいるのか。それは、その人が自分の欲求にとらわれているからです。

人は「もっとうまく仕事をしたい」「次は成功したい」といった欲求をもっていると、その思いにとらわれ、なにかと不満を感じたり、不安になったりします。

そうしてひとつの失敗にさまざまな思いを重ね、悩み苦しんでいるのです。マインドフルネス瞑想によって心が本来の働きをとり戻せば、そのように思いがあふれる状態から解放されます。

● 人生に悩みはつきもの ●

ここまでに、マインドフルネス瞑想をすれば思い悩むことが減ると解説してきましたが、そうはいっても、長く生きていれば悩みごとも出てきます。悩んだり苦しんだりしない人などいません。

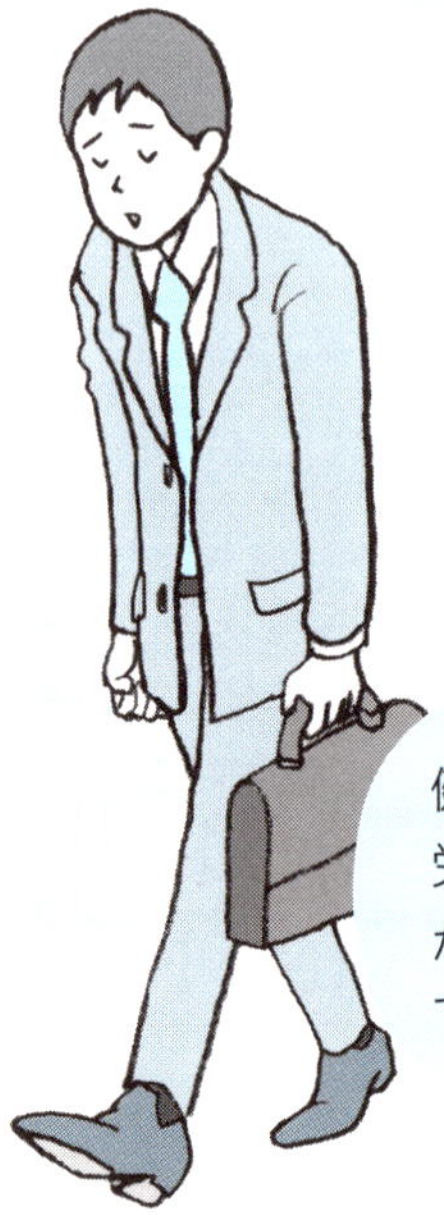
仕事がうまくいかない。一生懸命とりくんでいても、力が足りない。自己否定的になっていく
家族や同僚との関係がこじれている。どうすればよいのかと始終悩み、解決策が思いつかない
健康面に不安がある。疲労感や慢性痛、持病などがあり、それが気になってしまって、憂うつに

どこでなにをしていても、いろいろな悩みが頭から離れない

欲しがるから悩みが生まれる

人はなぜ悩むのでしょうか。それは、あれこれと欲しがってしまうからです。生きていれば、仕事や人間関係がうまくいかないときもあります。そこで「こうだったらいいのに」と理想を追い求めると、その思いが叶わず、悩みはじめるのです。

○○したい

「おいしいものを食べたい」「いい仕事をしたい」といった希望をもち、その目標にとらわれている

○○したかった

過去の失敗を気にして「こうしたかった」と悔やんだり、「また失敗する」と不安を感じたりしている

○○であるべき

「家族は仲良く」といった固定観念をもっている。その考えの通りに生きようとしている

できないのがつらい

希望を叶えたり、失敗をやり直したりすることは簡単ではない。少しでも思い通りにならないと、嫌な気分になる

つらいから思い悩む

欲しがっているものがいつも手に入るわけではない。うまくいかないほうが多い。それがつらくて悩む

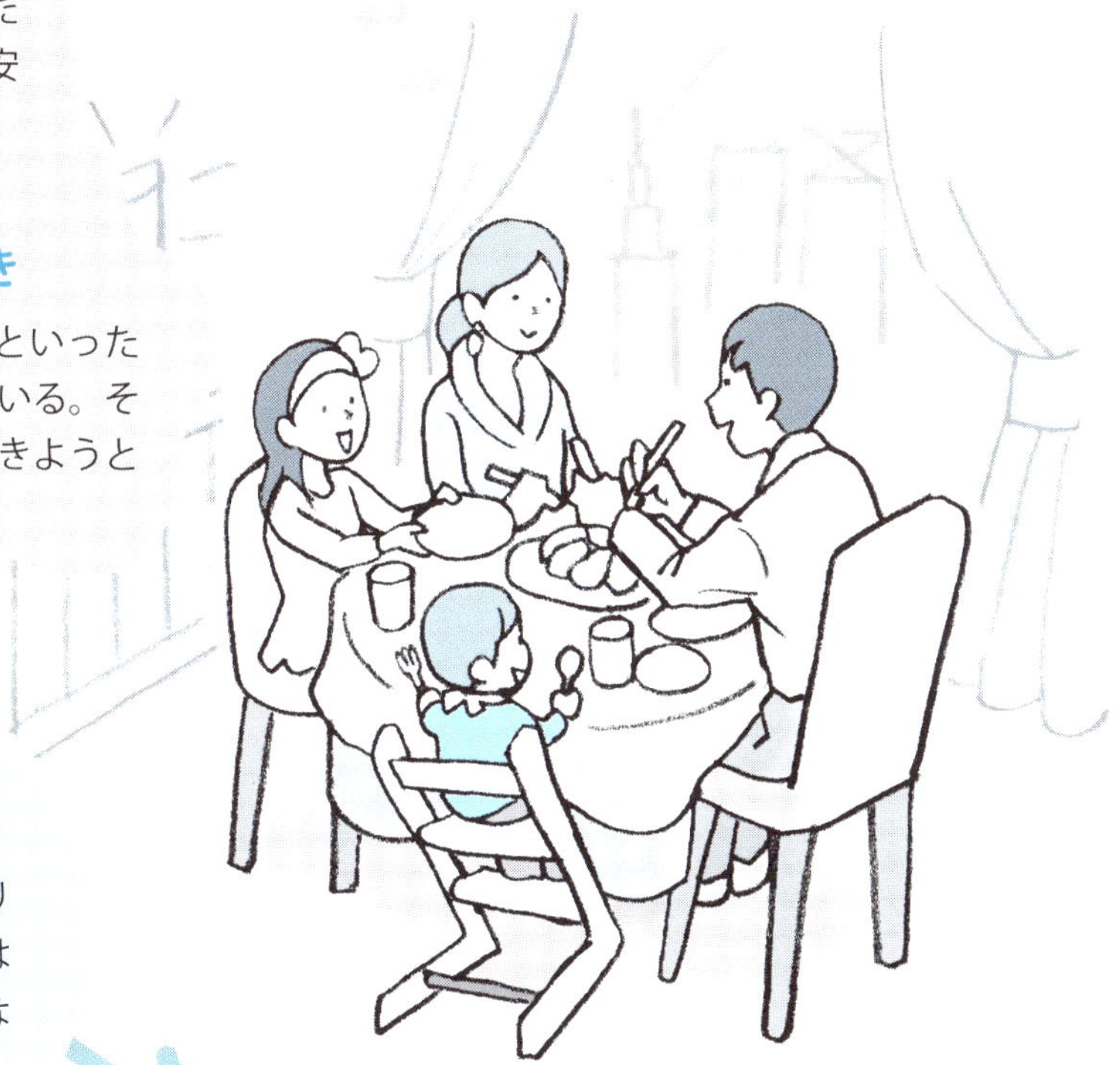

レストランに行っても、期待と違うと嫌な気持ちに。思い通りになれば最初は満足だが、もっとおいしいものを食べたくなり、結局不満が出てくる

悩み苦しむのは「ドゥーイング・モード」のとき

人はいつも考えている

ほとんどの人は日頃あまり意識していませんが、人間は目をさましている間、たえまなく考えています。そして多くの場合、その考えは目の前にあることだけでなく、過去の出来事や将来の予定などにも向いていきます。

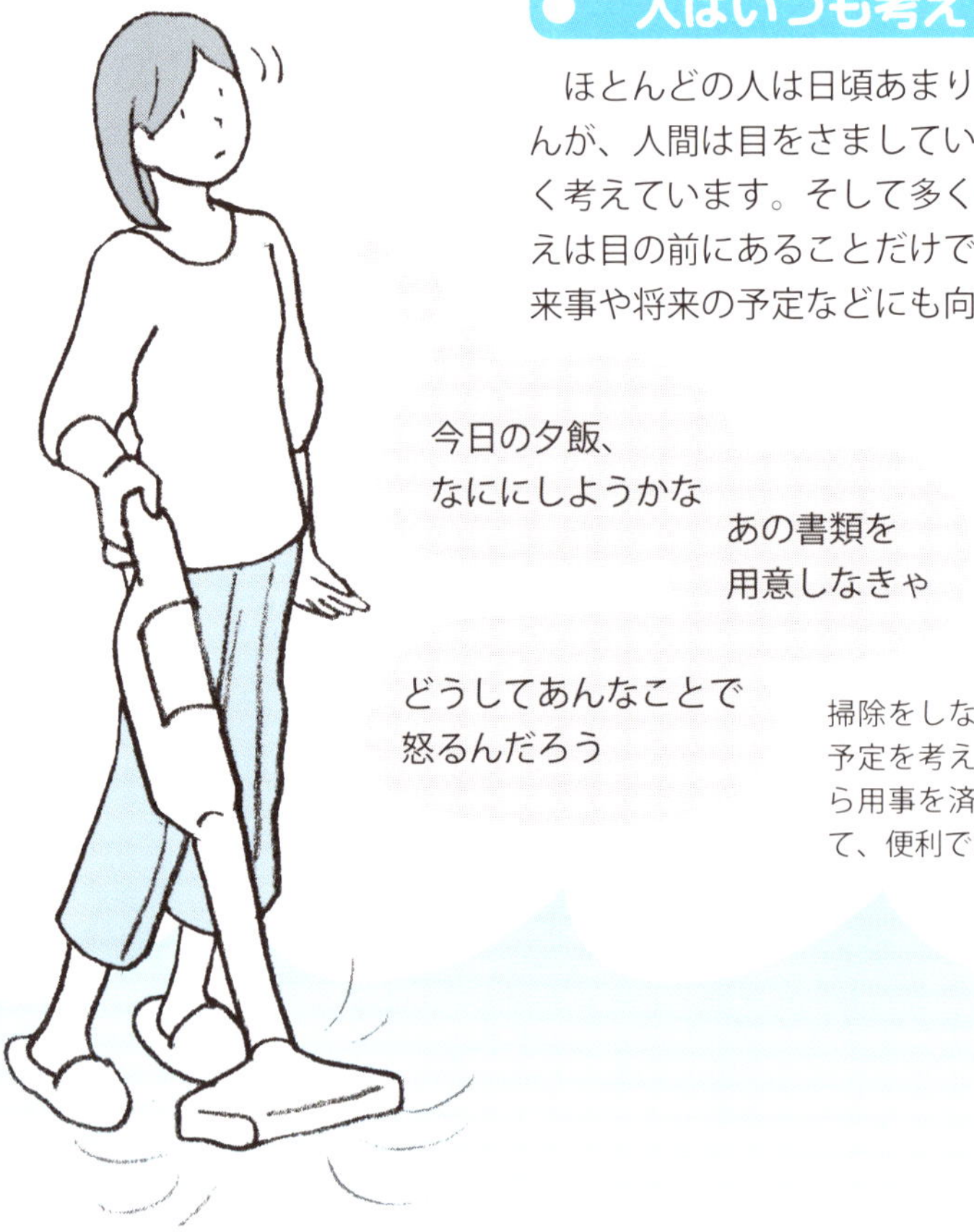
今日の夕飯、
なににしようかな
あの書類を
用意しなきゃ
どうしてあんなことで
怒るんだろう

掃除をしながら、そのあとの予定を考えている。考えながら用事を済ませることができて、便利ではある

つねになにかをしているモード

欲求にとらわれ、悩みを深めていく人は、つねになにかを考え続けています。ひとつのものごとに直面したとき、それが「こうあってほしい」という思いを抱え、そのために「どうしよう」と考えはじめて、止まらなくなるのです。

このように、つねになにかを考えたり、行動しようとしたりしている状態を「ドゥーイング・モード」と呼ぶことがあります。多くの人がふだん、無意識にこのモードになっています。

生きていくうえでは、よく考えることも重要ですが、このモードのときには悩みが生じやすいという特徴があります。

考えているから悩む

考えごとをしながら作業ができることにはよい面もありますが、人は考えたくないときまで、あれこれと考えてしまいます。ものをみれば自動的に考えが生まれ、それが心の働きを曇らせるのです。

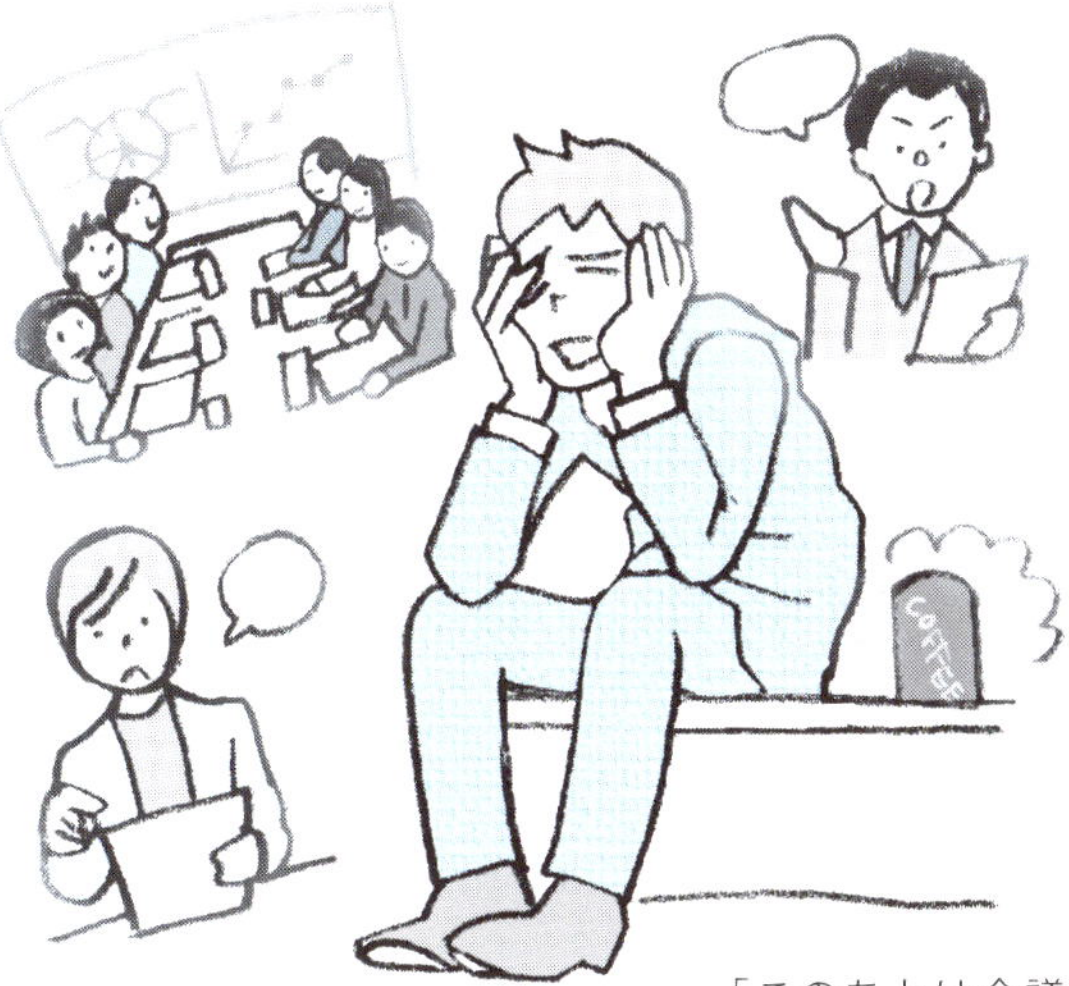

「このあとは会議だ」と思うと、さまざまなことが気になりはじめてしまう

オートマチックな思考

考えはオートマチック（自動的）にわき出てくるもの。たとえば会議の時間がせまってくると、無意識に「失敗しないだろうか」などと考えてしまう

過去と未来にとらわれる

自動的に出てきた考えにとらわれ、「失敗しそうだ」「以前にも失敗した」などと過去や将来のことを考え続けてしまう

「いま」から離れてしまう

過去と未来にとらわれ、会議を必要以上におそれる。準備万端で体調もよく、相手が笑顔でも、いまこの瞬間に起きていることに気づかない

ドゥーイング・モードに

考えることが止められず、それによって不安などがつのり、早口になる、逃げ出すなど、行動まで影響されていく。それがドゥーイング・モード

Doing Mode

瞑想のしくみ

「ビーイング・モード」なら悩みにとらわれない

あるがままの自然なモード

つねになにかをしているドゥーイング・モードに対して、考えに反応せず、あるがままでいるのが「ビーイング・モード」です。

人はビーイング・モードのときには、いま、ここで生きているということに気づき、過去や将来について、よけいなことを考えたりしません。シンプルに、目の前のことに集中できます。

いつもそのように泰然自若としていることはできませんが、意識的にこのモードの時間をつくることで、考えが整理され、悩みが解消されやすくなります。

2つのモードがあることを、知っておいてください。

考えなくてよいときもある

仕事にとりくむときには、いろいろと考える必要があります。しかし、人生にはなにも考えなくてよい瞬間もあります。たとえば旅行をして温泉に入り、体の感覚に意識を向けていると、ふと、なにも考えない瞬間が生まれます。

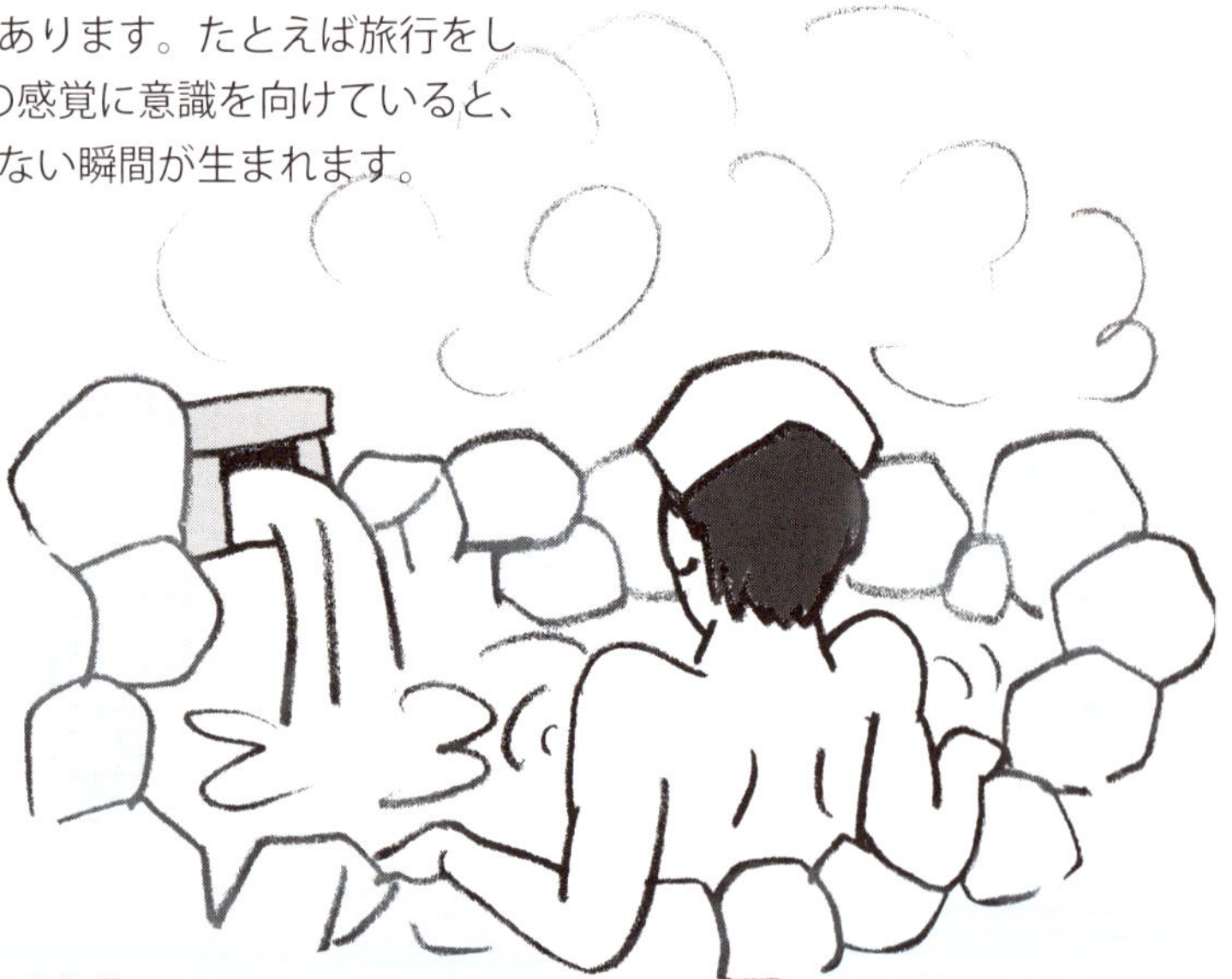

旅行中は日々の悩みから解放される。温泉であたたかさを感じ、お湯の流れに耳を澄ませていると、なにも考えない瞬間をすごせる

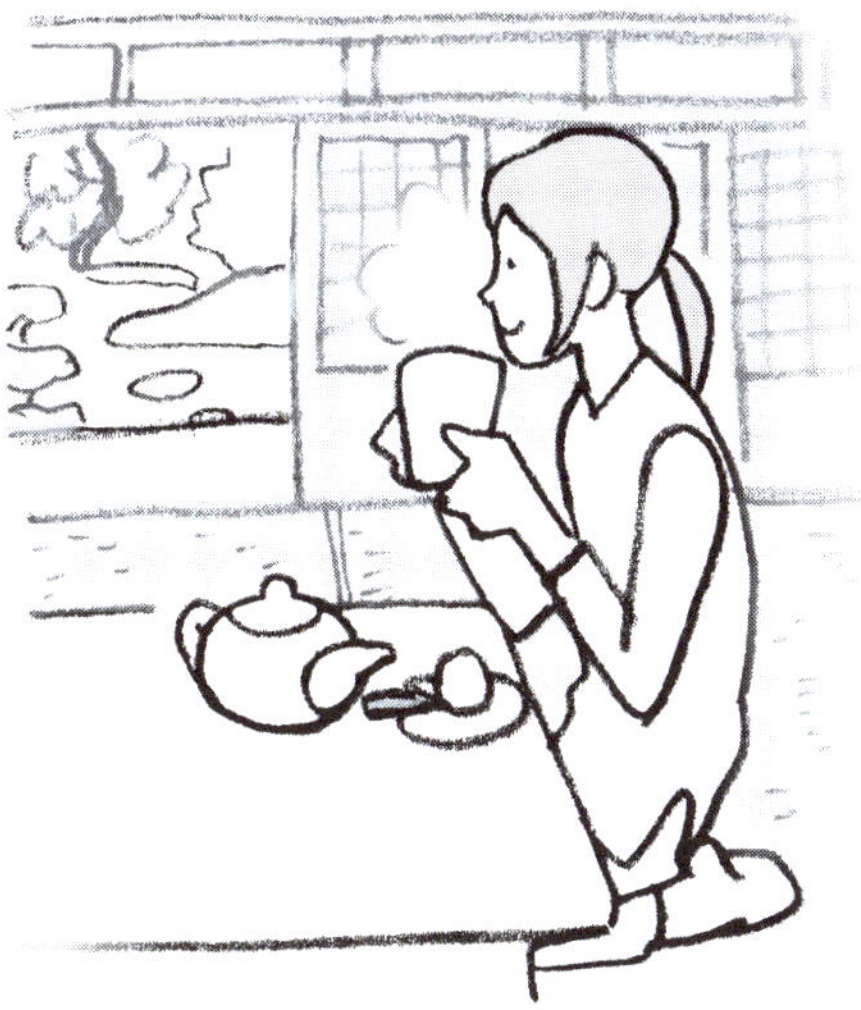

「飲む瞑想」（48ページ参照）などにとりくむことで、思考に反応しなくなる

一瞬一瞬の感覚を意識する

私たちの体には一瞬ごとになんらかの感覚が生じ、変化していきます。その感覚に意識を向け続けることで、静かにすごせるようになり、悩みが深まることもなくなります。苦手な会議の前でも同じようにすればよいのです。

考えにも気づく

瞑想によって一瞬ごとに変化している感覚に意識を向けると、考えも一瞬ですぎさっていく感覚のひとつだと気づく

現実がみえてくる

考えは自動的に生まれるが、それが「ただの考え」だと気づくことで、いちいち反応しなくなる。目の前で起きている現実がみえてくる

いまを生きられる

会議の例でいえば、過去の失敗やそれをくり返すことへの不安よりも、会議そのものに注意が向き、いま必要なことをシンプルに理解し、実行できる

ビーイング・モードに

自分は「いま」「ここで」生きていることに気づき、目の前の現実に集中できる。それをビーイング・モードという。このモードでいれば、悩みが深まらない

Being Mode

瞑想によって モードの切り替えができる

瞑想をすると考えがストップする

無意識にすごしていると、基本的にはドゥーイング・モードになり、心によけいな考えが積み重なっていきます。ひとつのものごとが大きな不安や心配になっていくのです。それが悩みの源です。

瞑想でビーイング・モードになると、その流れが止まります。ネガティブな思考の流れが止まって、悩みを深めることがなくなるのです。不快な悩みも、もとは心のなかで一瞬わき起こった感覚のひとつにすぎないことに気づきます。

瞑想によって、悩みを大きくしていたのは自分の考えだったのだということがみえてきます。それこそが、悩みの正体なのです。

2つのモードは切り替え可能

人はなにも意識しなければ、基本的にはドゥーイング・モードになっています。だから欲求に振り回され、悩みを深めて、生きることに苦しんでいるのです。そのモードを、ビーイング・モードへと切り替えることができます。

どんどん行動するときにはドゥーイング・モード、気持ちを落ち着かせたいときにはビーイング・モードがよい

ビーイング・モード

- よけいなことを考えていない
- いま目の前にあるものに集中
- 思いわずらうことが少ない

ドゥーイング・モード

- いつもなにかを考えている
- そして行動に移そうとする
- しかし悩みが深まりやすい

瞑想が切り替えスイッチに

　マインドフルネス瞑想が、2つのモードを切り替えるスイッチになっています。人は自分の考えにとらわれがちですが、瞑想をすることでその流れを一度止め、モードを切り替えることができます。ここでその基本的な手順を解説しましょう。

瞑想スタート

感覚に意識を向ける

考えから意識をそらすため、呼吸や体の動きなど、体の感覚に気づきを向ける。呼吸なら鼻から出入りする空気の流れを感じ、一つひとつの感覚に気づく

考えが生まれる

体の感覚に気づきを向けていると、心のなかに「今日の夕飯」「明日の予定」などと考えが生じてくる

考えに気づく

考えるのは自然なこと。考えも一瞬ですぎさるものだと気づき、また体の感覚に注意を向ければよい

ほかの感覚にも気づく

呼吸や体の動きのほかに、痛みやかゆみなども感じるが、それも自然なこと。また呼吸に意識を戻す

考えや痛みなどに気づいたら、また体の感覚に意識を向け直す。それを何度もくり返すことでモードが切り替わる

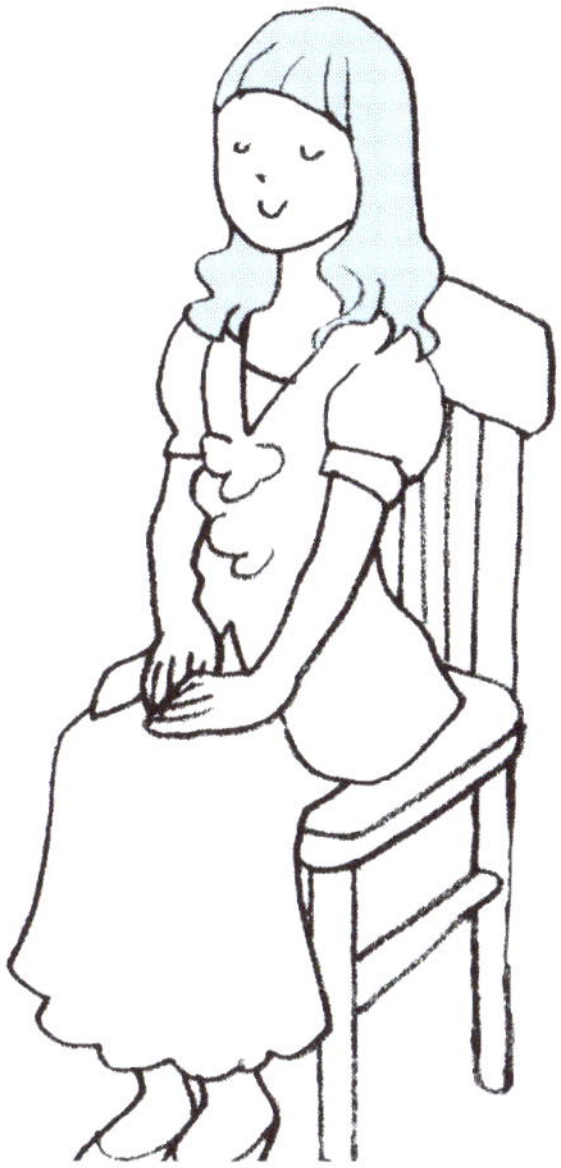

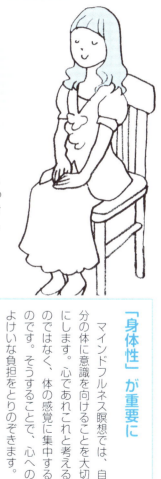

瞑想とはいっても、いろいろと雑念はわいてくる。そのときは「考え」と気づき、放っておけばよい

「身体性」が重要に

　マインドフルネス瞑想では、自分の体に意識を向けることを大切にします。心であれこれと考えるのではなく、体の感覚に集中するのです。そうすることで、心へのよけいな負担をとりのぞきます。
　ヨーガや仏教の坐禅でも、身体性は重視されます。そのようなところに、マインドフルネス瞑想のルーツが見え隠れしています。

瞑想のしくみ

あるがままのビーイングこそがマインドフルネス

ビーイング・モードは心の本来の姿

ビーイング・モードは、あるがままの心で「いま」「ここ」にある現状を正しく認識できる状態です。それこそがマインドフルネスといってよいでしょう。

マインドフルネス瞑想によって、悩み深いドゥーイング・モードを心の本来の姿であるビーイング・モードへと、切り替えることができます。

瞑想は思い悩む悪循環を断ち切り、ものごとをシンプルにとらえるための、練習のようなものだと考えてもよいでしょう。

効果を求めてあせらず、練習をくり返せば、モードの切り替えは誰にでもできます。

●うまくやろうとするとドゥーイングに●

瞑想をすればよけいな思いがふくらまず、あるがままにいられるわけですが、その効果を求めて「うまくやろう」「成功したい」などと考えはじめると、瞑想をしていても結局ドゥーイング・モードから抜けられません。

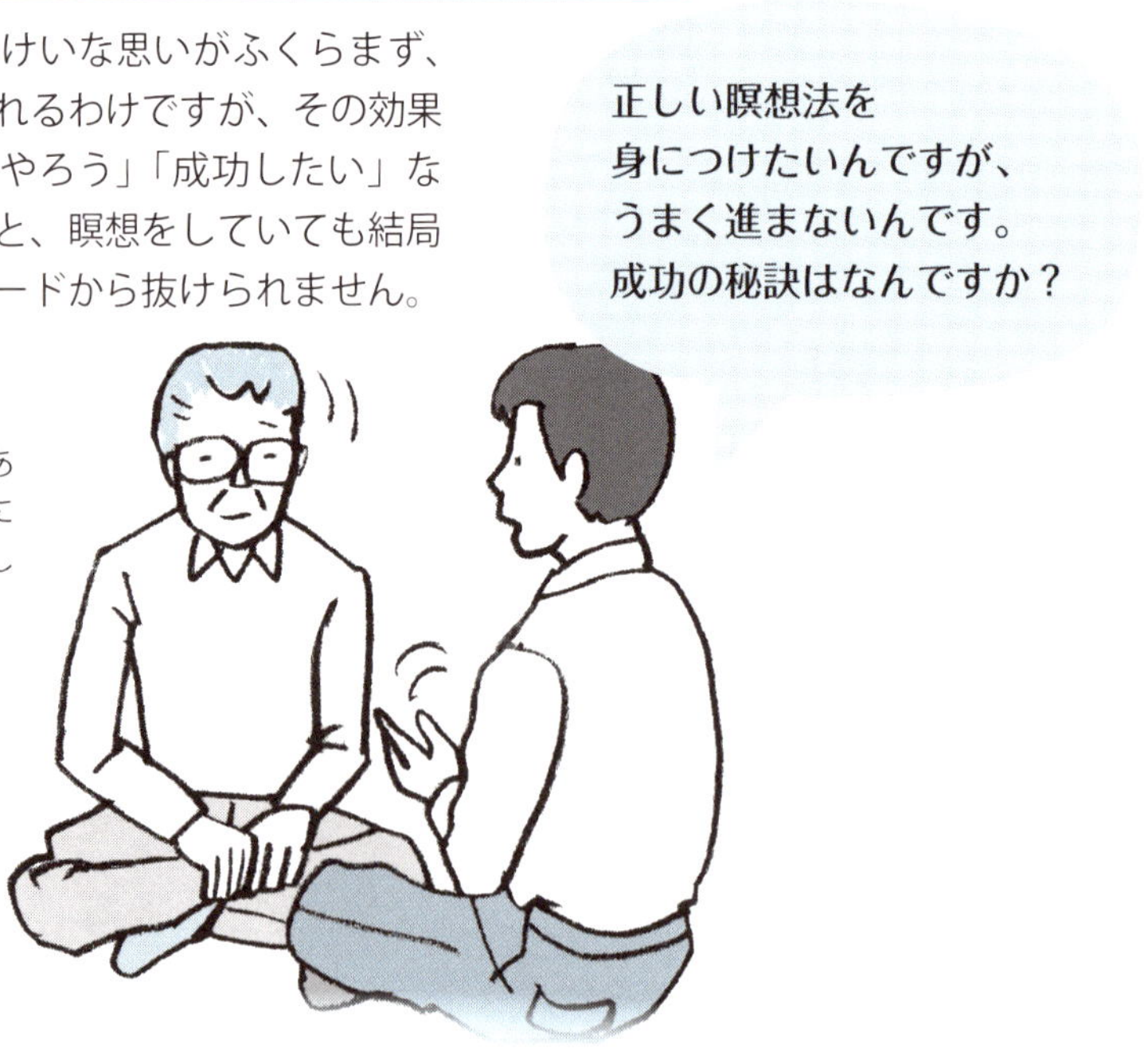
正しい瞑想法を
身につけたいんですが、
うまく進まないんです。
成功の秘訣はなんですか？

効果を得ることをあせって経験豊富な人にアドバイスを求めてしまうことはよくある

これではドゥーイング・モードに

求めずにビーイングに

　瞑想の正しさや効果を判断しようとするのは、ドゥーイング・モードです。まずはそのように判断していることに気づきましょう。瞑想をただ実践していけば、すべてを受け入れ、なにも求めない状態に到達します。それがビーイング・モードです。

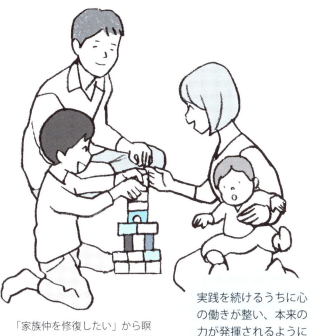

「家族仲を修復したい」から瞑想するのではなく、ただ瞑想にとりくむ。そうすることで人間関係は自然に整っていく

マインドフルネス瞑想に効果を求めない。瞑想のしくみを理解して、ただそれを実践する

成功や失敗を実感することがあっても一喜一憂しない。その気持ちに気づくだけでよい

実践を続けるうちに心の働きが整い、本来の力が発揮されるようになる

これがビーイング・モード

考えてしまう自分を自己批判的にみるのはよくないこと？

　瞑想中、考えごとが浮かぶ瞬間があります。そのときには前述のように「考え」と気づき、また体の感覚に集中するわけですが、このとき、考えてしまったことに対して自己批判的になりがちです。

　マインドフルネス瞑想の指導者・山下良道《りょうどう》先生は、そうして自己批判する自分ではなく、すべてをやさしく受け入れることのできる自分が、感覚に気づく必要があるというように述べています。

　そのようにして批判的な自分がなくなり、ただ気づきだけがある状態こそが、マインドフルネスだと考えられます。第三者的な気づきを得ることがポイントです。

考えている自分

それに気づく自分

慈悲の瞑想（66ページ参照）をおこなうと、考えてしまう自分もやさしく受け入れられるように

マインドフルになって現状認識が正確に

不安や恐怖にとらわれずのびのびと活動できる

マインドフルネス瞑想をすることによって、とにかく考え続けるドゥーイング・モードから、落ち着きのあるビーイング・モードへとモードが切り替わります。

それは一時的なことですが、同じ体験をくり返すうちに、瞑想をしていないときでも不安や恐怖といったよけいな考えを放置できるようになります。のびのびと活動できるようになっていくのです。

瞑想にはひとときの変化を起こすだけでなく、脳に働きかけ、心の働きを整える作用があるといわれています。そのような効果を得るためには、瞑想を継続的に実践する必要があります。

効果は徐々に現れる

マインドフルネス瞑想の効果は、実践したその日からはっきりと現れるようなものではありません。実践を続けていくことで、徐々に変化を感じます。

効果はすぐには出ない

実践によって日頃意識していない感覚を体験できるが、それ以上の効果はすぐには出ない

気づく力が伸びていく

実践を続けると、感覚に気づけるようになり、ひとつの考えにとらわれることが減る

正しく認識できるように

やがてものごとを正しく認識できるようになり、迷わずに判断することが増えていく

実践を続けるうちにコツがわかってくる。毎日実践したほうがよい

瞑想の主な効果

これまでにも解説した通り、マインドフルネス瞑想をすることで、自分の悩みの正体に気づきます。悩みは「こうしたい」という欲求から生まれていることがわかり、そのような考えから離れられるようになります。

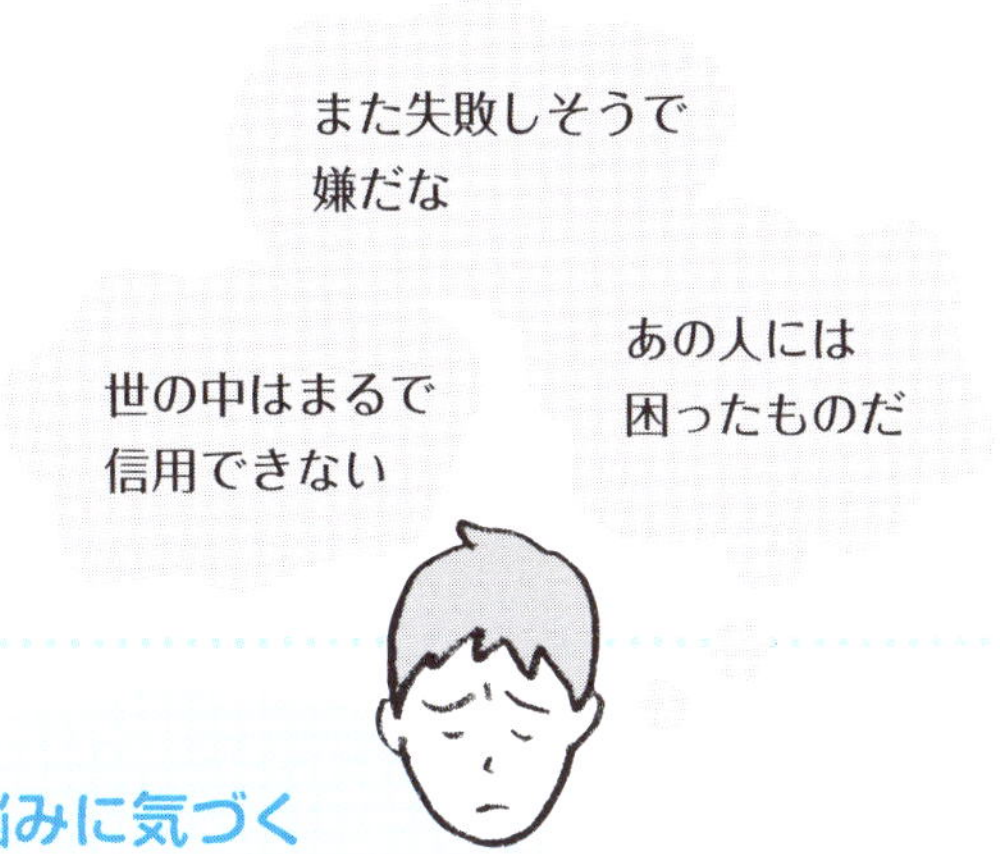
また失敗しそうで
嫌だな
世の中はまるで
信用できない
あの人には
困ったものだ

悩みは自分が生み出していたのだと気づく

マインドフルネス瞑想の効果として第一にあげられるのが、悩みが減るということです。

瞑想をすると、よけいな考えがたくさんあることに気づきます。そしてすべてが次の瞬間には消えるものだとわかってきます。悩みを生み出しているのは自分自身だと理解でき、また、過去や将来を悩み続けるか、「いま」を生きるのか、選択できることにも気づくのです。

悩みに気づく

瞑想をすると、自分がすぐになにか考えて悩みはじめてしまうことに気づく

その正体に気づく

悩みの多くは「こうあってほしい」という欲求から生まれていて、自分がそれにしばられていることに気づく

とらわれなくなる

欲求は一瞬ですぎさることにも気づき、それにとらわれなくなっていく

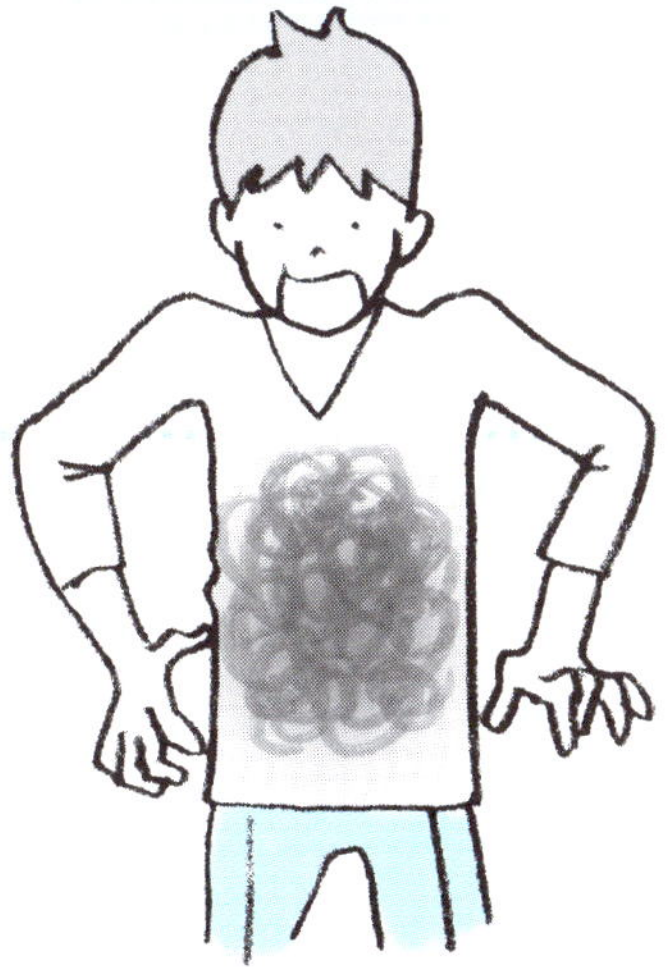

自分を苦しめていた悩みが、自分のなかから生まれていたことに気づく

次のページへ続く

欲求にとらわれなくなり、視野が広がる

理想像を思い描いていて、それ以外のことを否定しがちな人は、マインドフルネス瞑想をすることでその呪縛から解放されます。考えを放置する経験によって、視野が広がっていくのです。道はいくつもあるのだと理解し、目の前のものごとを柔軟にとらえられるようになります。

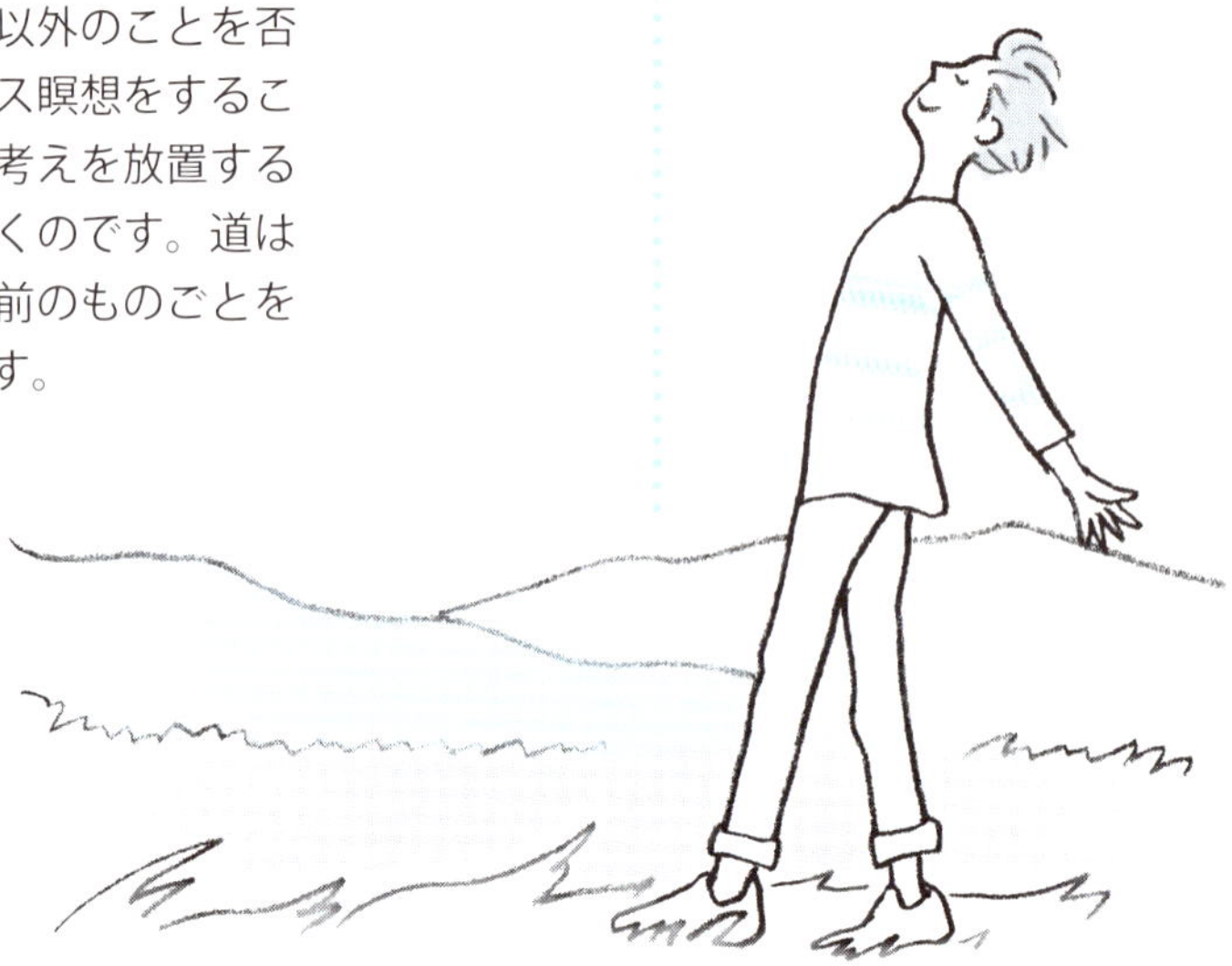

せまい一本道から大草原へと踏み出すように、心が自由になる

よけいな考えに振り回されなくなる

過去に大きな失敗を経験した人が、そのせいでなにをするにも不安を感じてしまっていることがあります。失敗の可能性が低くても心配したり不安になったり、うまくいかない理由を探したりと、よけいな考えに振り回されてしまいます。それもマインドフルネス瞑想によって解消できます。

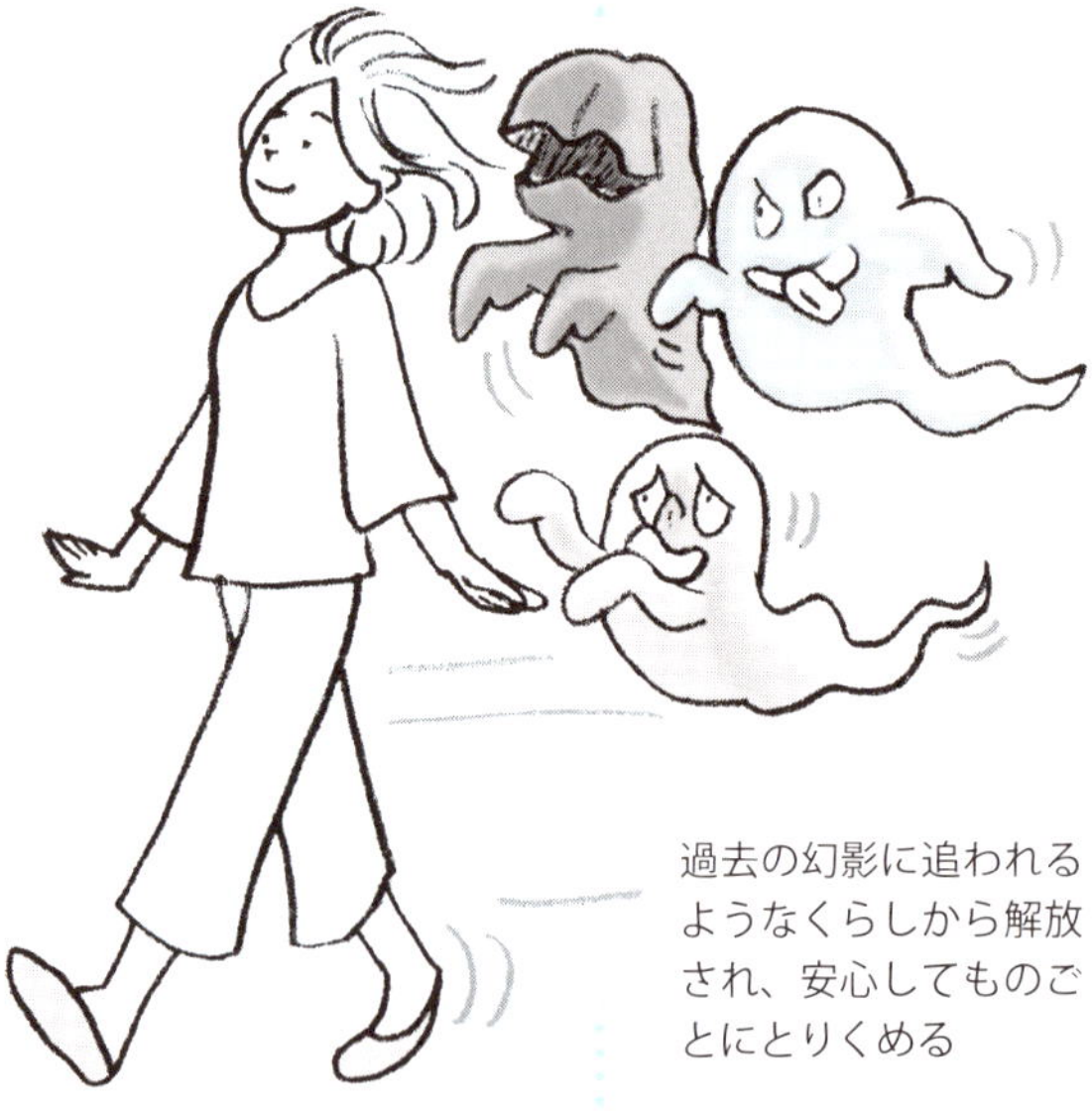

過去の幻影に追われるようなくらしから解放され、安心してものごとにとりくめる

悩みを引きずらなくなっていく

第２章の最初に解説した通り、人生には悩みが尽きません。まったく悩まない人などいないでしょう。しかし、マインドフルネス瞑想をすることで、悩んでもいつまでも引きずらないようになっていきます。

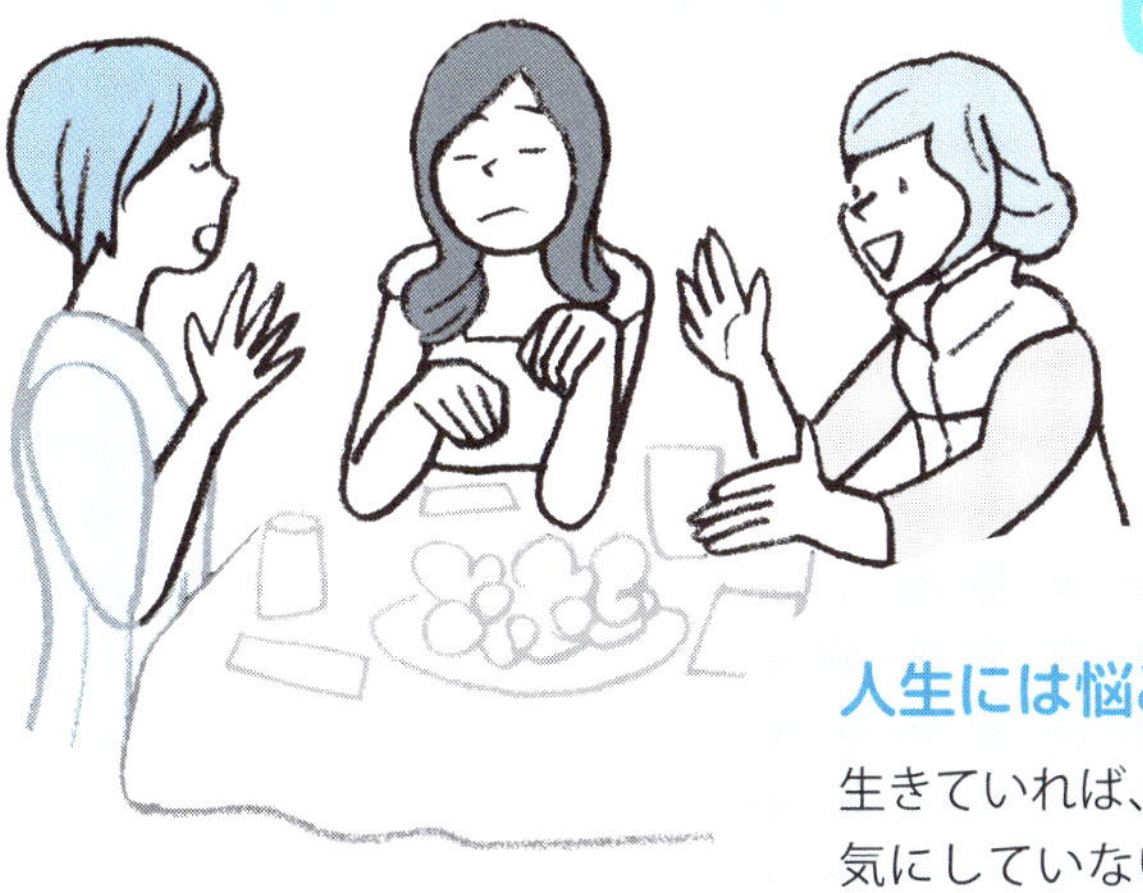

人が集まれば好き嫌いも生まれ、悩みがわき出てくる。それを完全に止めることはできない

人生には悩みがつきない

生きていれば、悩むことは必ずある。気にしていないふりをしてみても、頭からなかなか離れてくれない

マインドフルネス瞑想をする

マインドフルネス瞑想をおこない、悩みよりも呼吸などの感覚に集中する。悩みすぎることが減る

悩みを解消しようと考える

正攻法で悩みに対処しようとすると、いろいろと考えはじめ、結局思い悩んでしまう。それでは解消にならない

○ 悩みから意識が離れやすくなる

瞑想を続けていても、悩む瞬間は訪れる。しかし瞑想の効果で、その悩みは長続きしない

× 悩みにとらわれて苦しむ

結局、期待通りにはいかず、苦しみは増すばかり。そうならないように、瞑想にとりくみたい

瞑想の二次的な効果

結果として、生活が大きく変わる

本来の力が発揮できるように

瞑想をすると、事実を事実としてありのままに、みることができるようになります。考えに合わない事実を否定したり、先のことを考えて事実から目をそらしたりすることが減るのです。

その結果、なにをみても率直に受け止め、対処できるようになっていきます。目の前の仕事やいま接している相手のことだけを考え、シンプルに生きられます。

これは瞑想本来の効果というよりも、瞑想によって二次的に生じてくる効果といえます。その人が本来もっていた力が、瞑想によってストレートに発揮されるようになるのです。

効果が二次的に広がる

マインドフルネス瞑想には、心が本来の機能を発揮できるようになるという効果があります。その効果が二次的にさまざまな影響を与え、生活が変わっていきます。

マインドフルネス瞑想の本来の効果

32ページ参照

結果として起こってくる二次的な効果

よけいな考えをもたなくなり、結果として仕事や人間関係などがうまくいくようになる。ストレスが減り、健康的な生活に

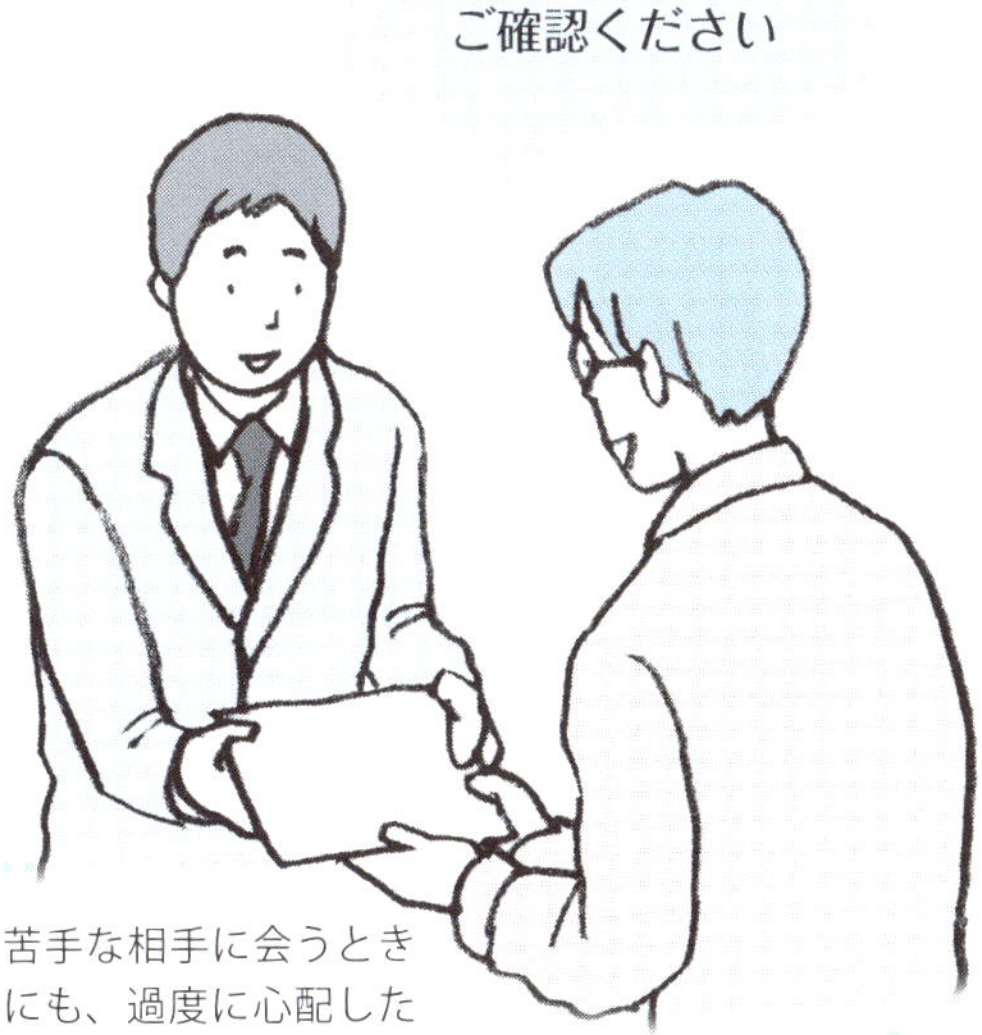

苦手な相手に会うときにも、過度に心配したりしないで、いま必要なことだけをおこなえるようになる

人間関係にわずらわされることが減る

マインドフルな状態になれば、人をみるときにも、過去の嫌な思い出にとらわれて相手を悪く評価したり、初対面の人に先入観をもったりして、関係をこじらせることがなくなります。誰に対するときでも、いま必要なことに集中でき、人間関係で必要以上にわずらわされることは減ります。

次のページへ続く

日常生活に変化が現れる

マインドフルネス瞑想を続けていると、日常生活が変わっていきます。ただし、瞑想によって新しい力が身につくわけではありません。もともと備わっていた力が発揮されるようになるのです。

集中力や発想力、判断力が高まる

多くの人が、仕事などをしているとき、よけいな不安や心配にわずらわされず、目の前の作業に集中できるようになります。また、視野が広がったり、判断が早くなったりすることもあります。いずれもその人がもともともっている力で、変化の現れ方には個人差が出ます。

買い物をするときにもあせらず、楽しみながら選ぶことができる

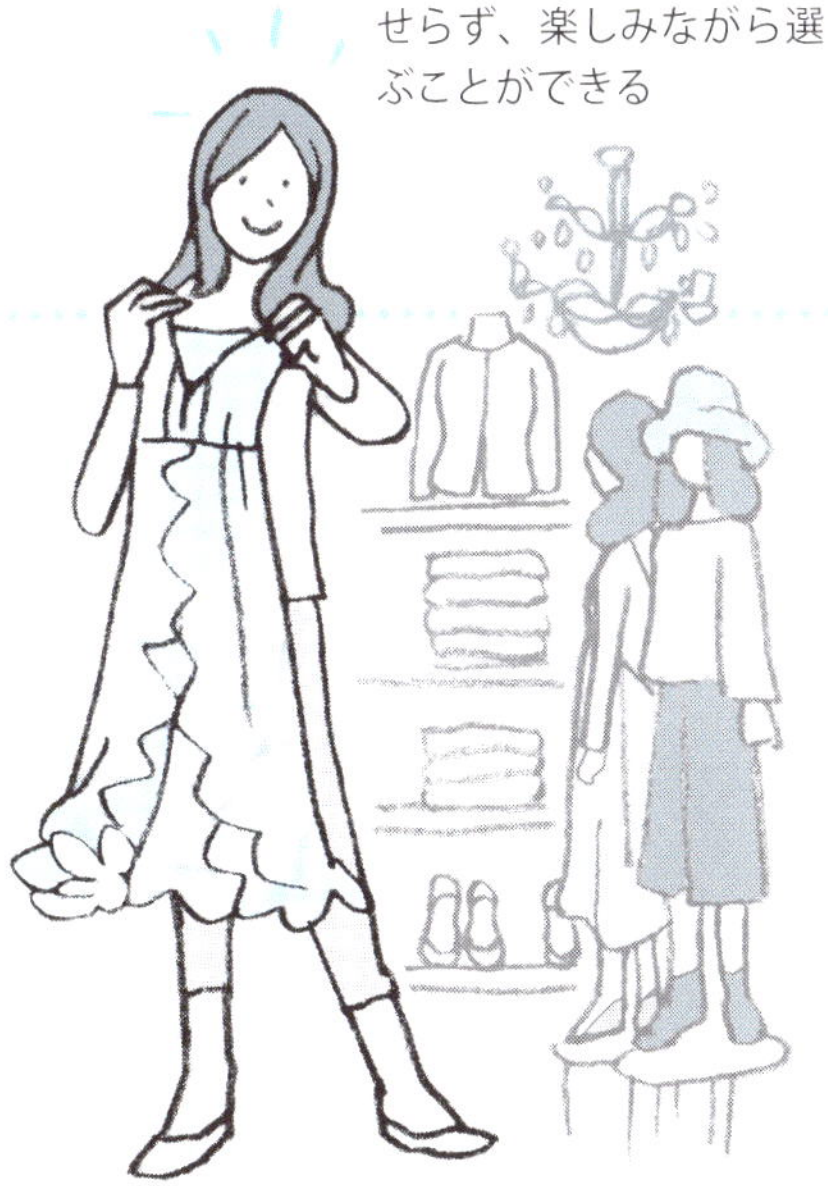

夜眠るのも朝起きるのも楽になる

眠る前にあれこれと考えすぎたり、そのせいで朝なかなか起きられなかったりする人は、瞑想によって思い悩むことが減るため、寝起きが楽になります。なかには、瞑想を習慣にすることで、体調がよくなったように感じる人もいます。

息のつまるようなくらしから解放される

仕事でも人間関係でも嫌な思いを引きずることが減るため、生活全体のストレスがやわらぎます。なにをしてもうまくいかず、息のつまるようなくらしをしていたという人も、瞑想によって、気の休まる時間がもてるようになります。

過去や未来ではなく、いまを生きられる

瞑想を通じて心にわき起こるさまざまな思いをみていくと、そのほとんどが過去を思い返すことだったり、未来を案じることだったりします。瞑想をすると、そうした思いから解放され、いま目の前にあるものをしっかりと楽しめるようになります。

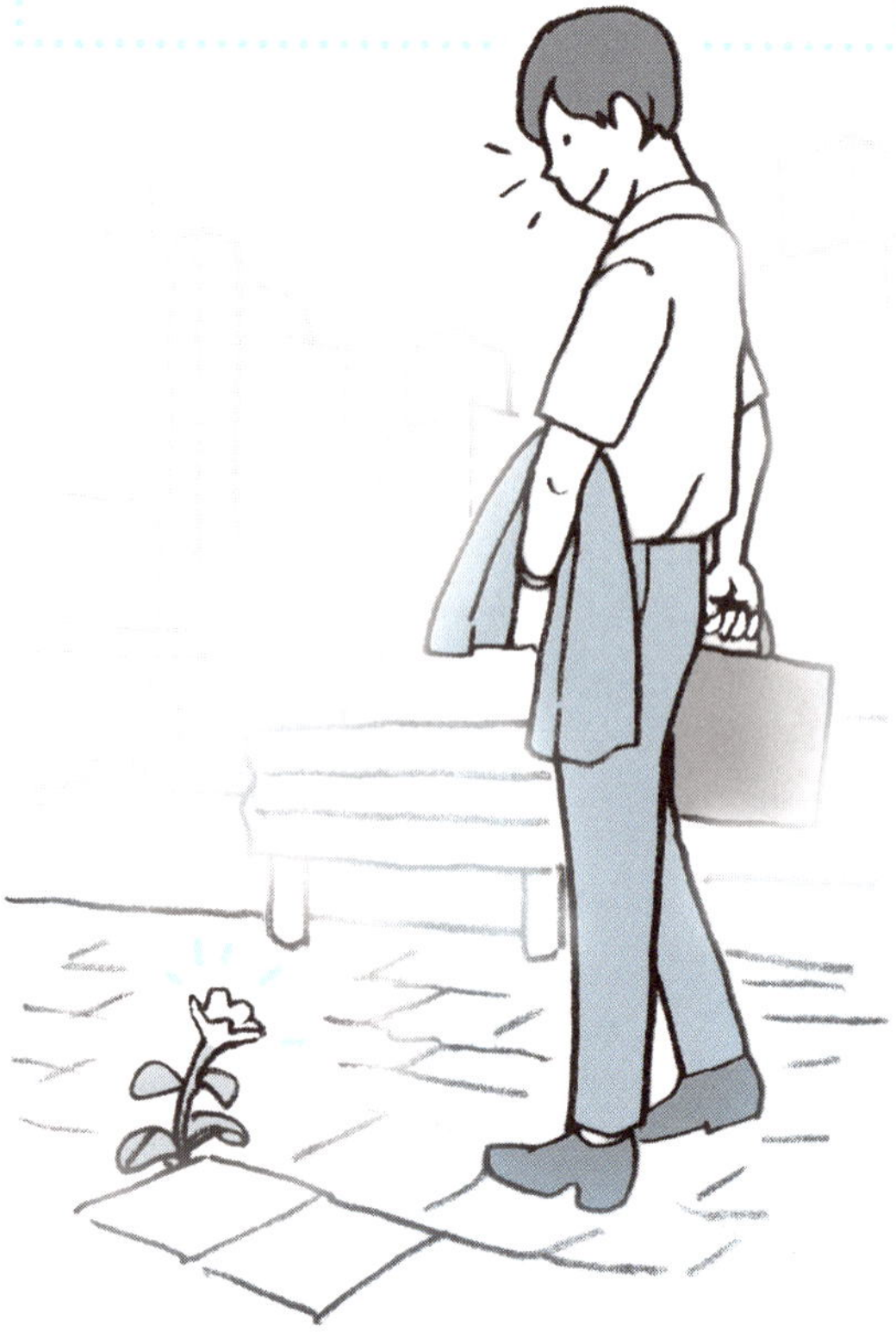

道を歩いていても、風景が以前とは違ってみえる。先の用事に気をとられず、目の前のものを楽しめる

追い求めなければ効果は出る

本来の効果と二次的な効果を合わせると、瞑想には幅広い影響力があります。しかし、その効果を追い求め、あせって瞑想を進めようとすると、うまくいきません。効果は結果として得られる可能性があるものだと考えてください。

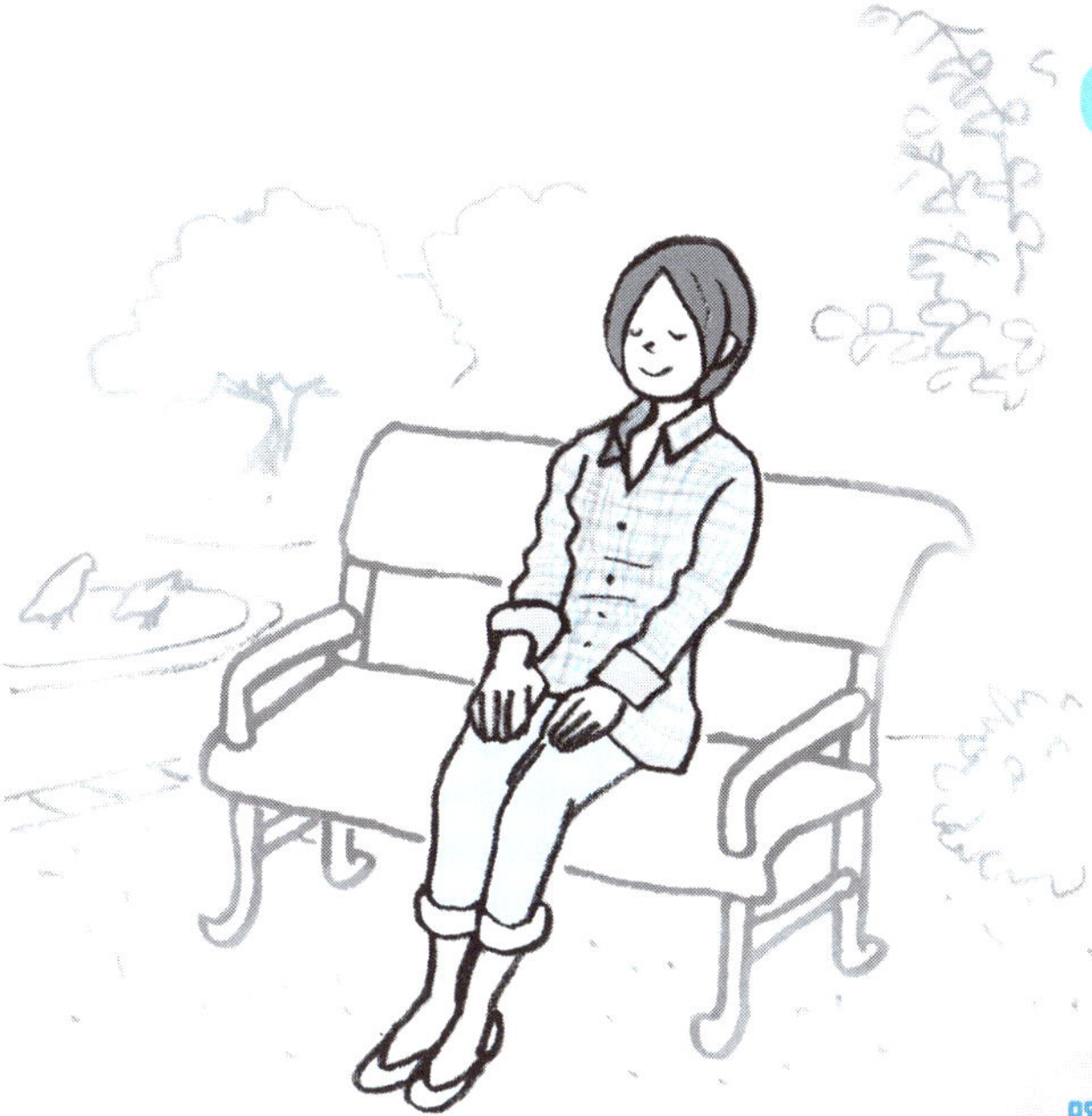

時間があいたら、とくに目的をもたずに瞑想をする。公園や広場など、落ち着けるところならどこでも瞑想ができる

とにかく気づきを向ける

いろいろと気になる課題があっても、ひとまずそのことは忘れて、体の感覚に気づきを向ける

結果として幸せを感じる

結果を求めず、いまこの瞬間を意識することで、かえってよい結果が出る。ありのままの自分を受け入れ、幸せを感じる

瞑想で生活を改善しようとする

「仕事のミス」「睡眠不足」といった課題を設定し、瞑想で解決しようとすると、むしろ成果が気になってくる

瞑想自体がうまくいかない

体の感覚よりも自分の課題の成否に意識が集中してしまい、考えが止まらなくなる。瞑想がうまくいかない

理解に役立つ用語集 2

意《い》馬《ば》心《しん》猿《えん》

心は暴れ回る動物のようなもの

自分の心は自分のものだと感じているかもしれませんが、ここまでみてきた通り、心というものは意外と思い通りにならないものです。

なにごともよく考え、冷静に判断しているつもりでも、実際には不安や心配に振り回され、望んだ通りにできなかったということが、誰にでもあるでしょう。

仏教では、そのように動き回る心を、動物にたとえることがあります。「意馬心猿」といって、自分の意思は馬のように暴れ、心は猿のように動いて、おさえつけておけないのだと表現するのです。

そのようなイメージをもつと、ドゥーイング・モードのときに心が動き続ける様子が理解でき、そのモードを切り替えることの重要性がわかりやすくなるのではないでしょうか。

心はコントロールしようとしてできるものではなく、むしろ動物のようなものだと考え、受け入れるようにしたほうが、ビーイング・モードに切り替わっていきます。

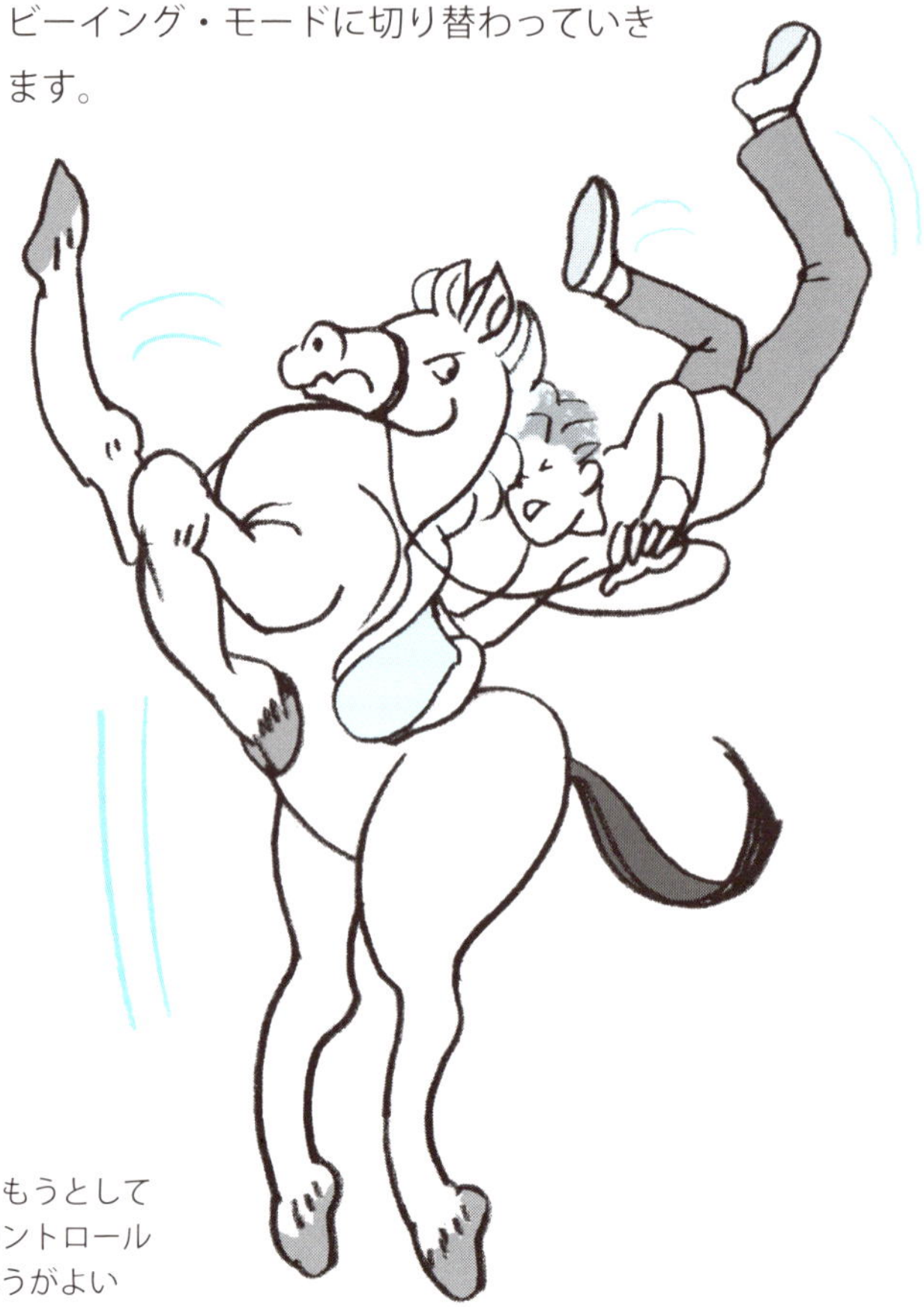

暴れ馬をおさえこもうとしても難しい。心もコントロールしようとしないほうがよい

3 マインドフルネス瞑想をはじめてみよう

マインドフルネス瞑想のやり方として、
考えではなく体の感覚に意識を向けることは、
すでに説明しました。
では、具体的にはどうすればよいのか。
その方法はいくつかに分かれています。
座って静かにとりくむスタイルもあれば、
歩いたり食べたりする動きを
とり入れることもできます。
いろいろと試して、
自分に合うものをみつけましょう。

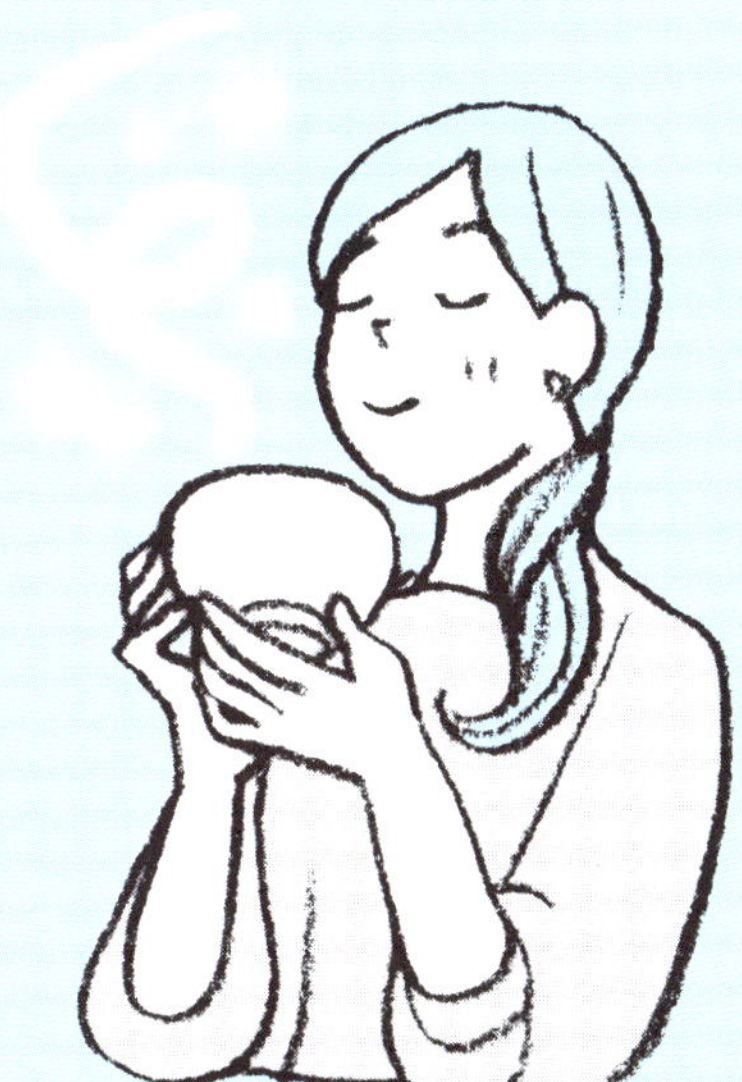

最初は自宅で10分間、ゆっくりおこなう

やりやすい時間に

時間帯に決まりはない。ライフスタイルに合わせて、とりくみやすい時間を選ぶ

最初は10分間

うまくいっていないように感じても2～3分であきらめず、とにかく10分間集中する

2～3週間続ける

10分の瞑想を毎日続ける。2～3週間たつと「感覚に気づく」ことが実感できるようになってくる

瞑想のはじめ方

朝10分だけやってみる

瞑想には集中力が必要です。はじめての挑戦は疲れきった夜ではなく、朝や昼間がよいでしょう。集中できる時間帯を選んで、まずは1日10分間の瞑想を2～3週間続けてみてください。それくらい体験すると、実感がつかめてきます。

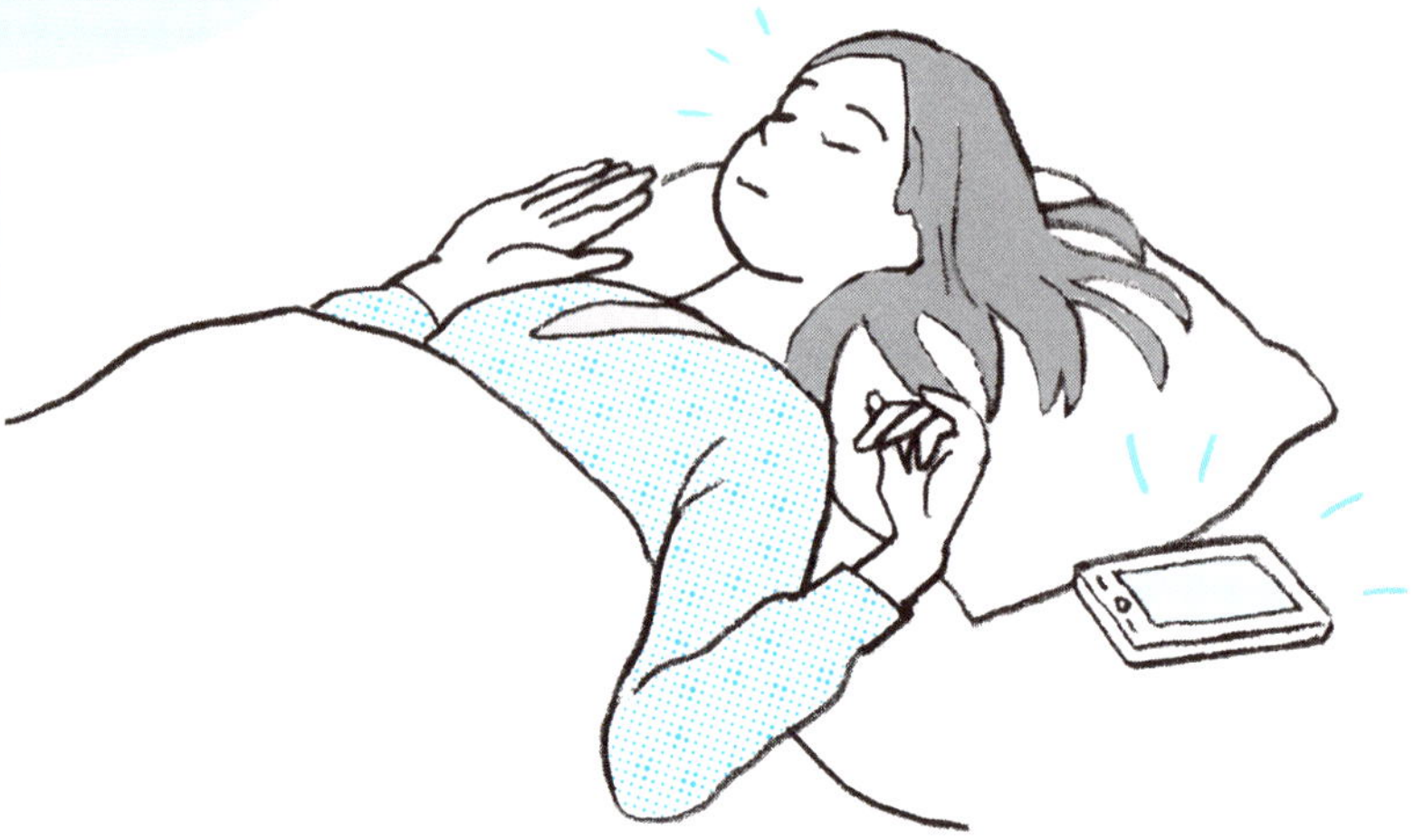

朝起きる時間を10分早くして、瞑想にとりくむ。最初からしっかり時間をもうけるのが重要

瞑想の選び方

自分に合うものを探す

マインドフルネス瞑想にはいくつかの種類があります。本書を参考に実践し、自分に合うものを探してみてください。ひとつの瞑想をくり返すよりも、いくつかの瞑想を組み合わせたほうが、意識を変えやすくなり、気づきを得やすくなります。

気づきを得るヴィパッサナー瞑想

動かない「呼吸」「感じる」瞑想と、動作のある「食べる」「飲む」「座る」「立つ」「歩く」瞑想を組み合わせて実践するとよい

呼吸の瞑想
50ページ参照

感じる瞑想
62ページ参照

食べる瞑想・飲む瞑想
46ページ参照

座る瞑想・立つ瞑想
54ページ参照

歩く瞑想
58ページ参照

落ち着きを得るサマタ瞑想

「慈悲」は心が落ち着く瞑想。これも組み合わせるとよい

慈悲の瞑想
66ページ参照

瞑想のエッセンスを生活に活用

瞑想をくり返して基礎を身につけると、日常生活のなかで応用できるように

日常の瞑想
70ページ参照

※ヴィパッサナー瞑想をマインドフルネス瞑想と呼ぶこともありますが、本書では各種の瞑想をマインドフルネス実現に役立つ瞑想として総合的に紹介しています。

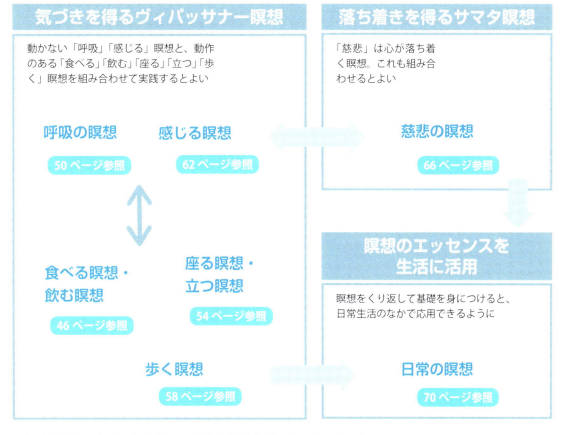

特別な場所や道具、姿勢、知識は必要ない

最初は自宅で

10分間落ち着いてとりくむ必要があるので、最初は自宅で、ひとりでおこなうようにする

この本を使って

専門知識は不要だが、この本などを使って、実践の基本だけは知っておく

日常的な状態で

服装もふだん通りでかまわない。姿勢にもとくに決まりはない。日常生活のなかで実践できる

瞑想のはじめ方

なにも用意しなくてよい

　瞑想をはじめるときには、時間は必要ですが、それ以外にはとくになにも必要ありません。特別なものを用意したり、専門知識を学んだりしなくても、瞑想にとりくむことはできます。

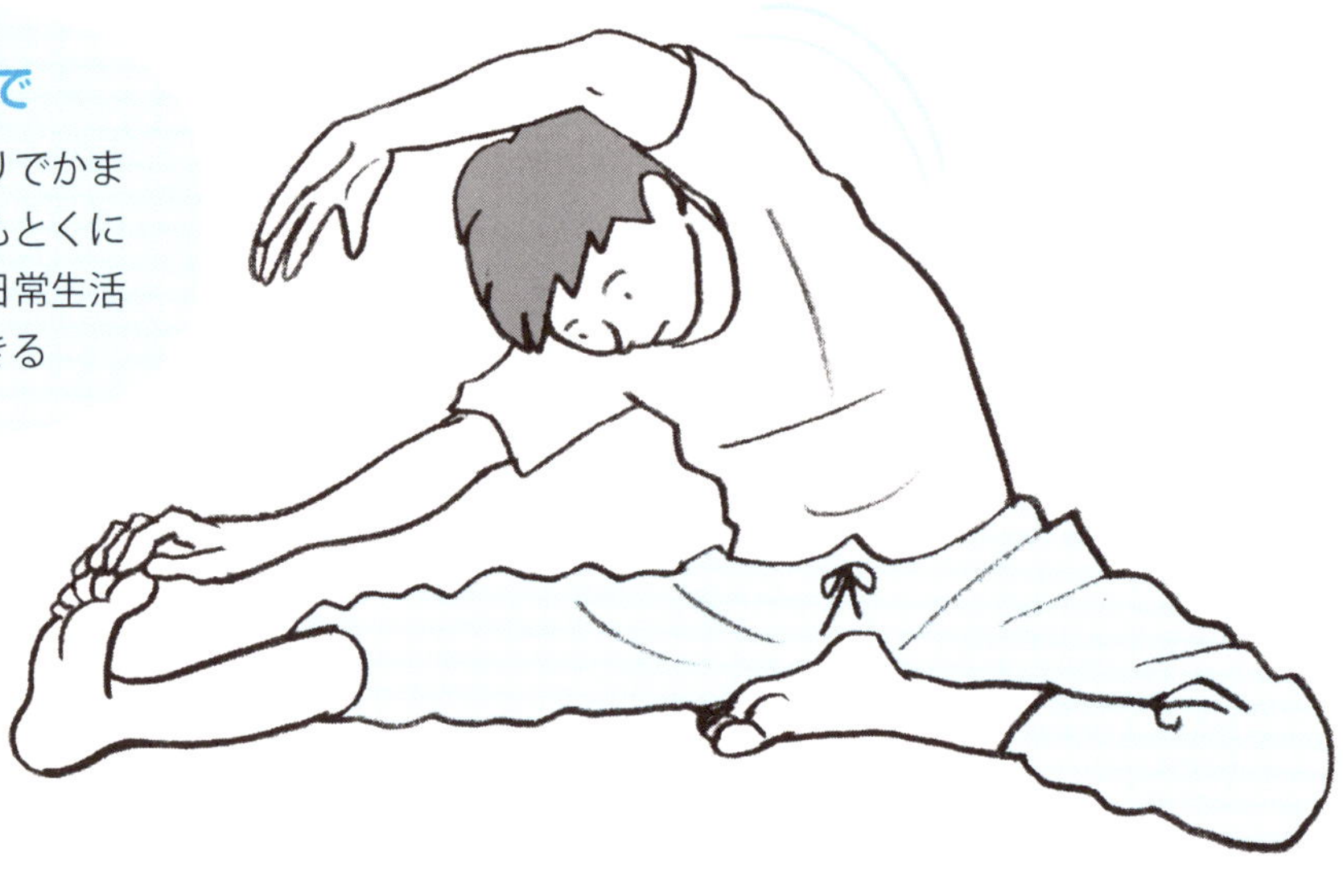

瞑想で立ったり歩いたりするときには、動きやすい服装に。ストレッチをして体をほぐしておくのもよい

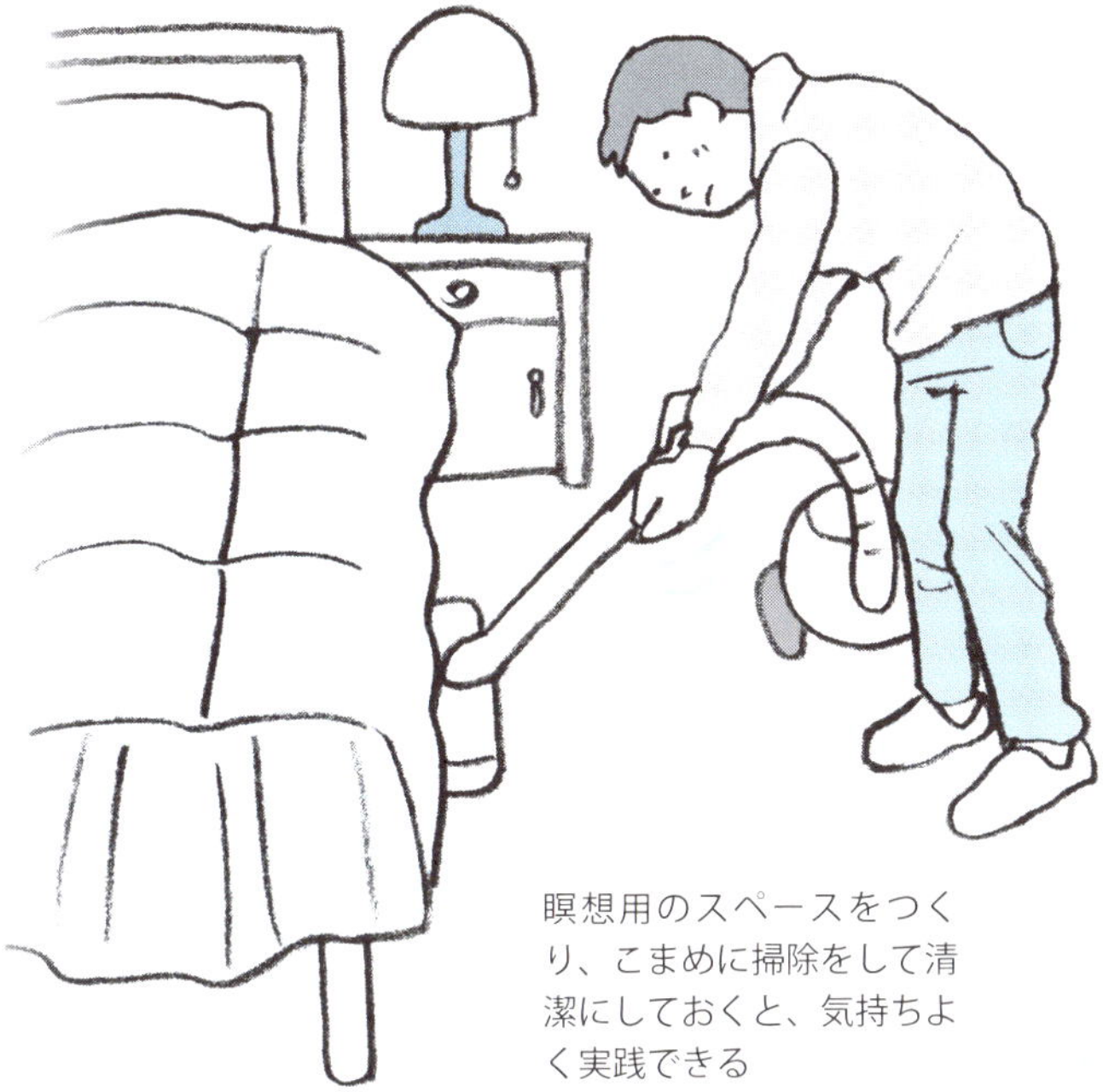

瞑想用のスペースをつくり、こまめに掃除をして清潔にしておくと、気持ちよく実践できる

道具の選び方

環境を整えるのもよい

　絶対に必要な道具や設備はありませんが、用意しておくと便利なものはあります。スペースを整えたり、鐘を使ったりすることで、意識を切り替えやすくなる人もいます。自分に合うものがあれば、とり入れましょう。

専用スペースをつくる

自宅の一画を瞑想用のスペースとして整えるのもよい。マットを敷いたり、お香をたいたりすると、意識を切り替えやすくなる人もいる

イスや座布団を用意する

10分間集中すると、同じ姿勢を続けたために軽い痛みを感じることがある。座りやすいイスや座布団を用意し、体の負担を軽くするとよい

鐘を開始の合図に使う

「瞑想をしよう」と思うだけでは、意識はなかなか切り替わらない。鐘を用意して、その音を開始の合図にするとよい

装飾品をとりはずす

瞑想中、ネックレスや指輪などの装飾品が気になってしまうこともある。それらをはずすと、とりくみやすくなる

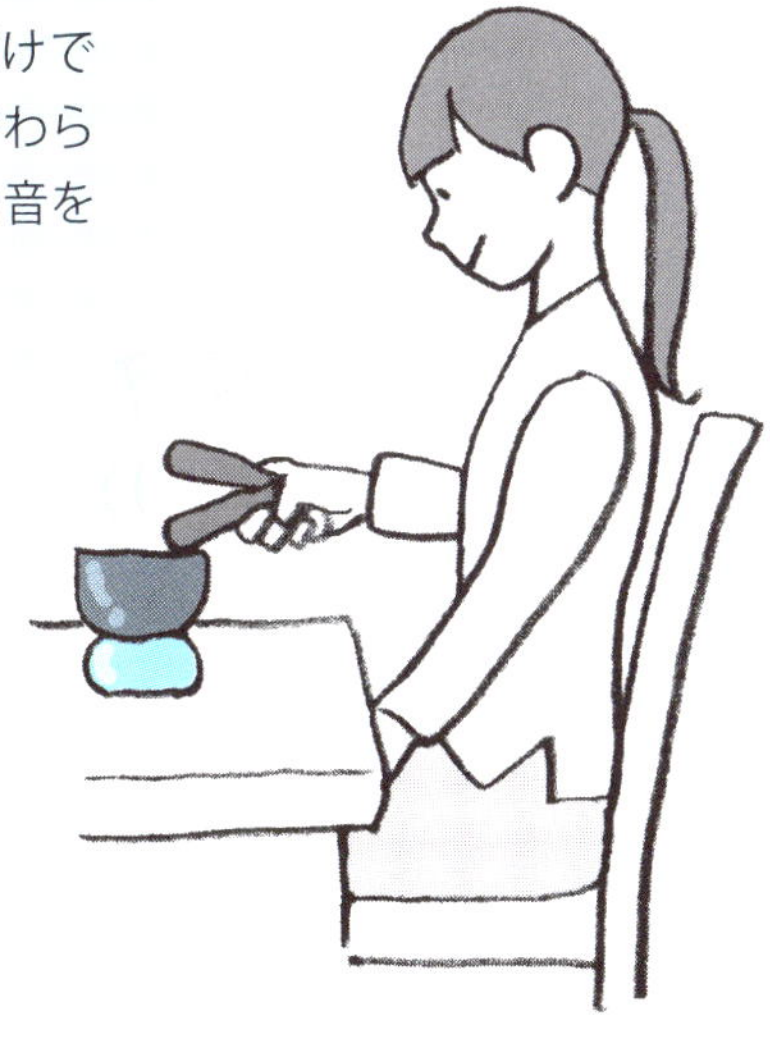

鐘は音がよく響くものがよい。仏壇のお鈴《りん》が使いやすい。最近では鐘の音を鳴らすアプリもある。タイマー設定ができるものなら、瞑想終了の時間にも鐘を鳴らせる

瞑想
1

ものをゆっくりと口に運ぶ「食べる瞑想」「飲む瞑想」

集中するために、ひとりきりでおこなうのがよい。慣れてくれば、出先でお弁当を食べるときにも瞑想できるように

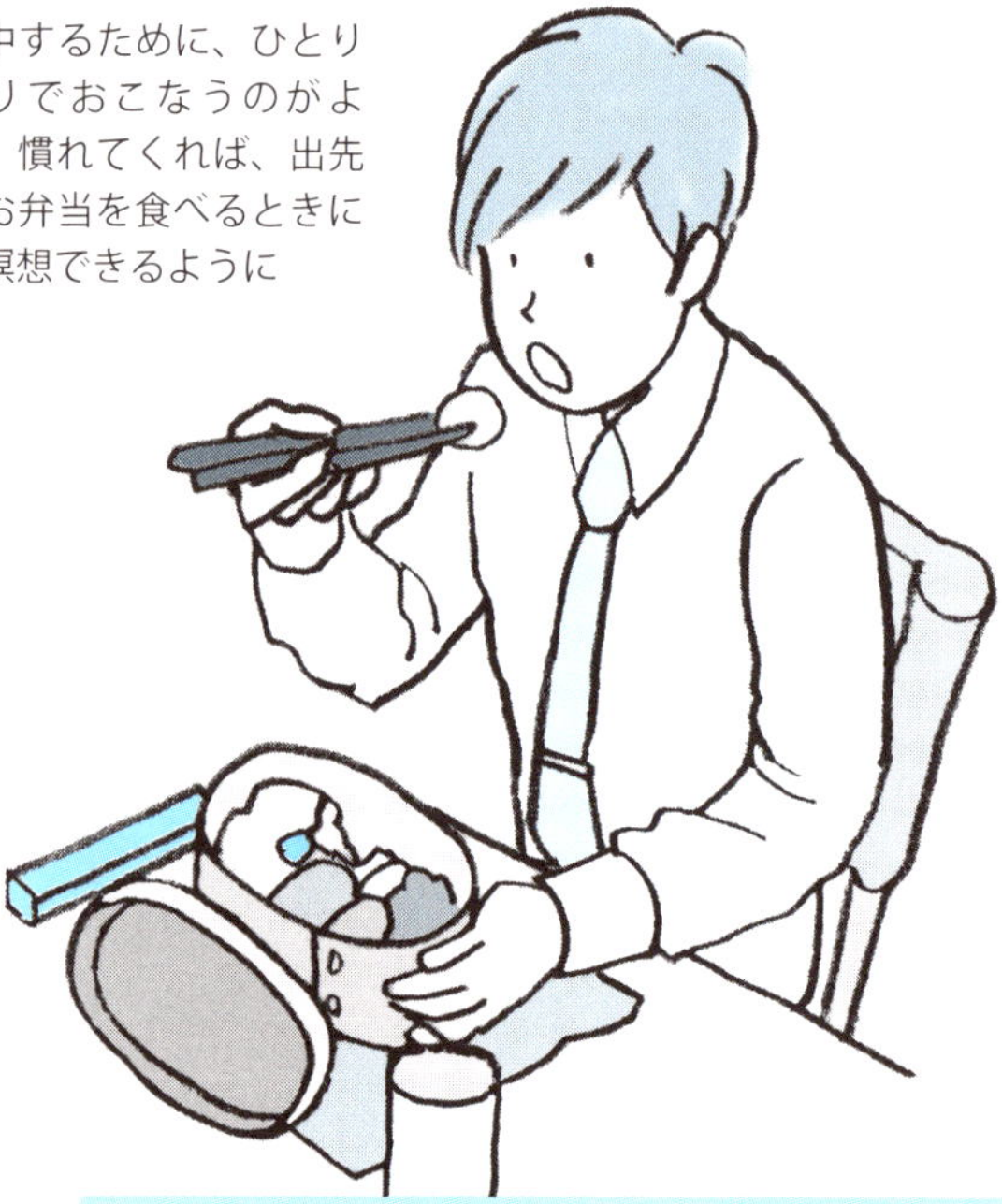

どんな瞑想？

ひと口に集中して気づきを得る

いつもなにげなく食べているものや飲んでいるものを、ひと口ずつ、ゆっくりと口に入れていきます。よく観察し、色やにおい、味わい、食感を感じながら食べたり飲んだりすると、ふだんはあまり意識していなかった、自分の心の動きがみえてきます。

食べる瞑想

食べる動作をしながら心のなかで実況中継（感覚を一つひとつ言語化）する瞑想。動作をスローモーションにして自分の動きに気づき、「手を伸ばします」「ごはんをとります」などと実況し、また、ひと口ずつ口のなかに広がる感覚にも気づき、実況する。何度もおいしさを感じられる。

飲む瞑想

食べる瞑想と同様のことを、飲み物を対象としておこなう。お茶やコーヒーなどを、時間をかけて色や香りも感じながら心で実況し、ひと口ずつの感覚に気づく。この瞑想でも何度もおいしさを感じられる。

やってみよう

1粒のレーズンを観察してから食べる

食べる瞑想は、まずレーズン1粒からはじめましょう。1粒に意識を集中すればよいので、品数の多い食事に比べて簡単です。レーズンの色や形などを感じるのと同時に、食欲がわく瞬間にも気づきます。その食欲を放っておいて、感覚に意識を向け続けます。

レーズンを用意する

市販のレーズンを1粒用意し、皿などに入れて目の前に置く

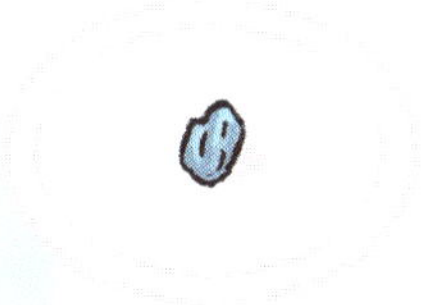

集中しやすい状況をつくるために、あえてレーズン1粒にする

手にとって観察する

レーズンを指先でつかみ、色や形、感触をじっくり観察する。感じたことを心にとどめる

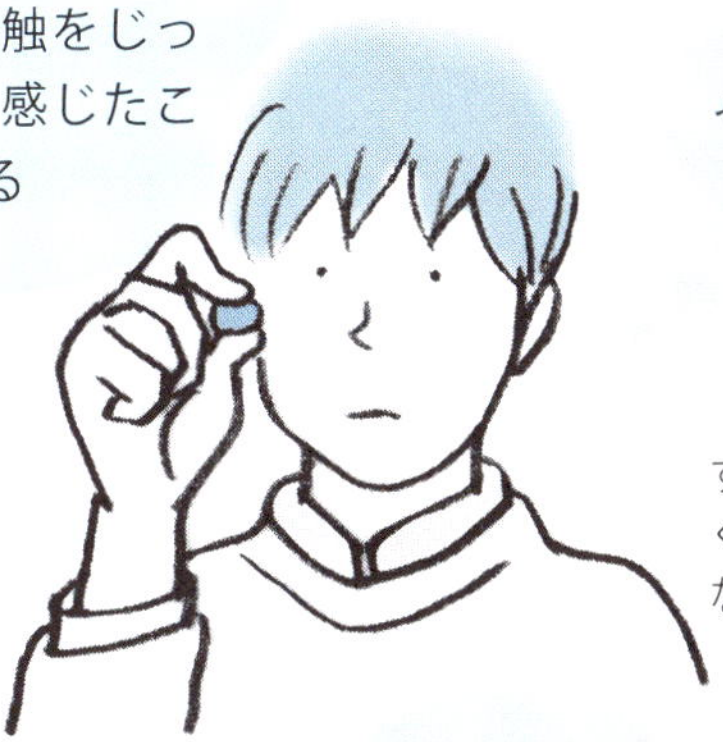
やわらかい
でこぼこ

すぐに食べるのではなく、好奇心旺盛に感触などを感じとる

食べたい気持ちを感じる

観察していると食欲がわいたり、口のなかに唾液が出たりする。食べたいという欲求に流されず、瞑想を続ける

ゆっくり食べる

レーズンを顔の前にゆっくりと運び、においを感じる。口に入れたら1回かむごとに異なる感覚がすることに気づき、実況中継する

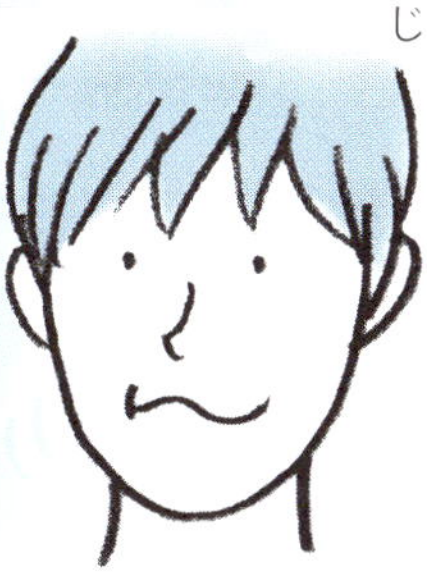
1粒なのに
おいしい

レーズンの甘みや苦み、固さなどをじっくりと味わう

もっとやってみよう

食べるものを変える

レーズン1粒の食べる瞑想に集中できるようになったら、別のものでも実践してみましょう。朝食のトーストや、お茶などの飲み物でも瞑想ができます。上級者になると、ひとりで食事をするときにはどんなメニューでもできるようになります。

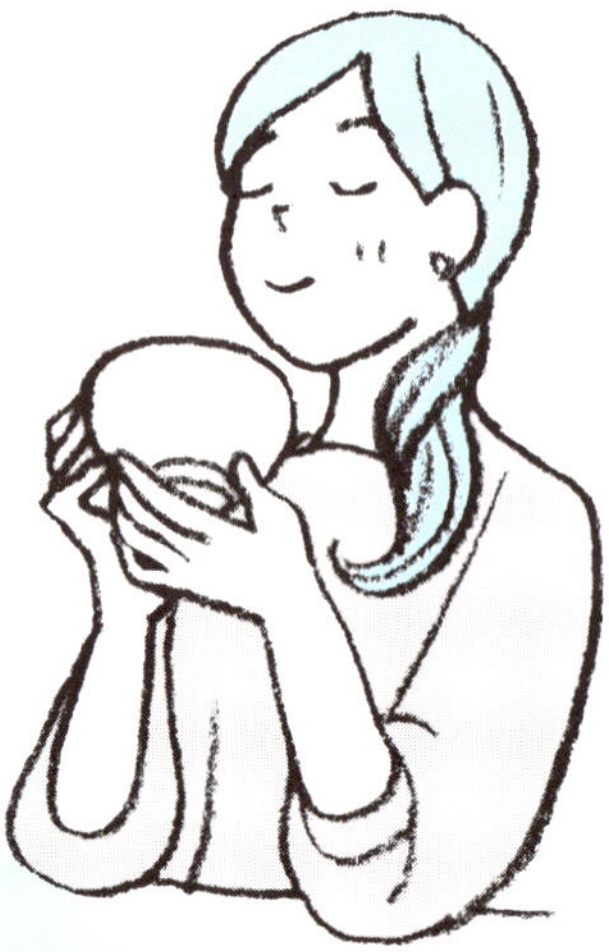

お茶の香りやあたたかさを感じる。お茶に対して体のさまざまな感覚が働いていることを理解できる

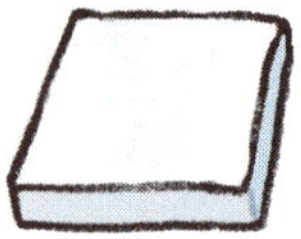

バターをぬったシンプルなトーストなら、香りや味わいをじっくりと感じとることができる

お茶などの飲み物に

お茶やコーヒーなどを1杯用意して、レーズンと同じようにゆっくり観察しながら飲む。満足感がわきやすい

レーズン以外の食べ物で

トーストやごはんのように具材のまざっていないものは瞑想がしやすい。ひと口ずつ味が微妙に変化することを感じとる

ふだんの食事でも

慣れてくると、ふだんの食事でも感覚に気づくようになる。ただし、具材や味が複雑なものでは集中するのが難しい

ケーキやビールでは難しい

瞑想にレーズンやお茶を使うのは、それらをみても人の心があまりわき立たないからです。なかにはレーズンやお茶が好物だという人もいるかもしれませんが、多くの人は、レーズンやお茶なら心おだやかに扱えます。だからこそ、感覚のこまかな違いを感じとろうとして集中できるのです。

反対に、ケーキやビールのように人の好物になりやすく、欲求を刺激しやすい飲食物では、瞑想をするのが難しくなります。

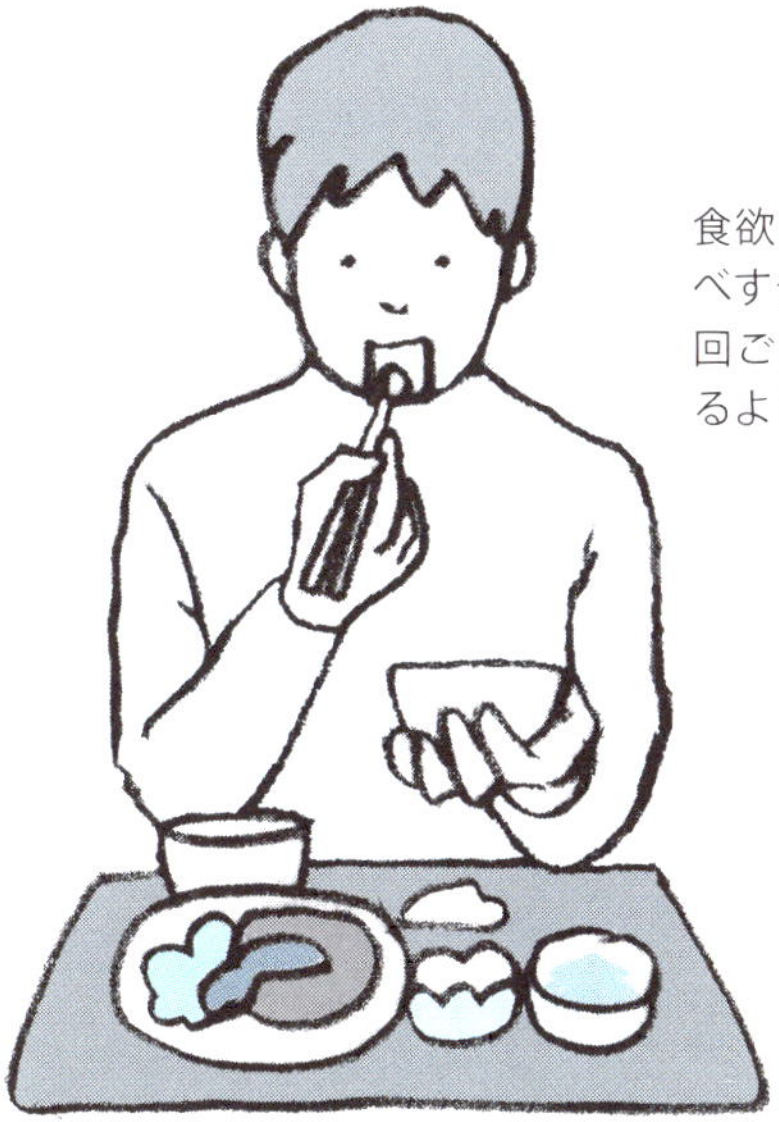

食欲に振り回されて食べすぎることが減り、1回ごとの食事を楽しめるようになる

なにが変わる?

生活が違ってみえてくる

瞑想によって、食べることや飲むことへの意識が変わってきます。ひとつの飲食物をとるときにはさまざまな喜びがあることを知り、その一口ひと口を楽しめるようになります。その感じ方が食べることや飲むこと以外にも広がっていきます。

欲求に気づく

ふだんは感覚よりも食欲に気をとられていることに気づく。食欲を放置することで、感覚の働きが整うことを実感する

感覚に気づく

飲食物の外見や香り、舌ざわり、味わいなどをこまかく感じとれるようになる。それまで見過ごしていた感覚に気づく

生活感が変わっていく

欲求に振り回されず、目の前のものを感じとろうとする習慣ができる。食事の仕方を中心に、生活感が変わっていく

まとめ

心の働きの変化を感じてみましょう

食べる瞑想や飲む瞑想では、五感を働かせて飲食物を楽しみながら、同時に「食べたい」「飲みたい」といった欲求を放置する経験ができます。それをくり返すことで心の働きが整理され、無意識に食べすぎたり、食べ物を過度に選り好みしたりすることが減ります。そして、食べたり飲んだりすること自体が楽しくなります。

瞑想 2

もっとも基本的な手法「呼吸の瞑想」

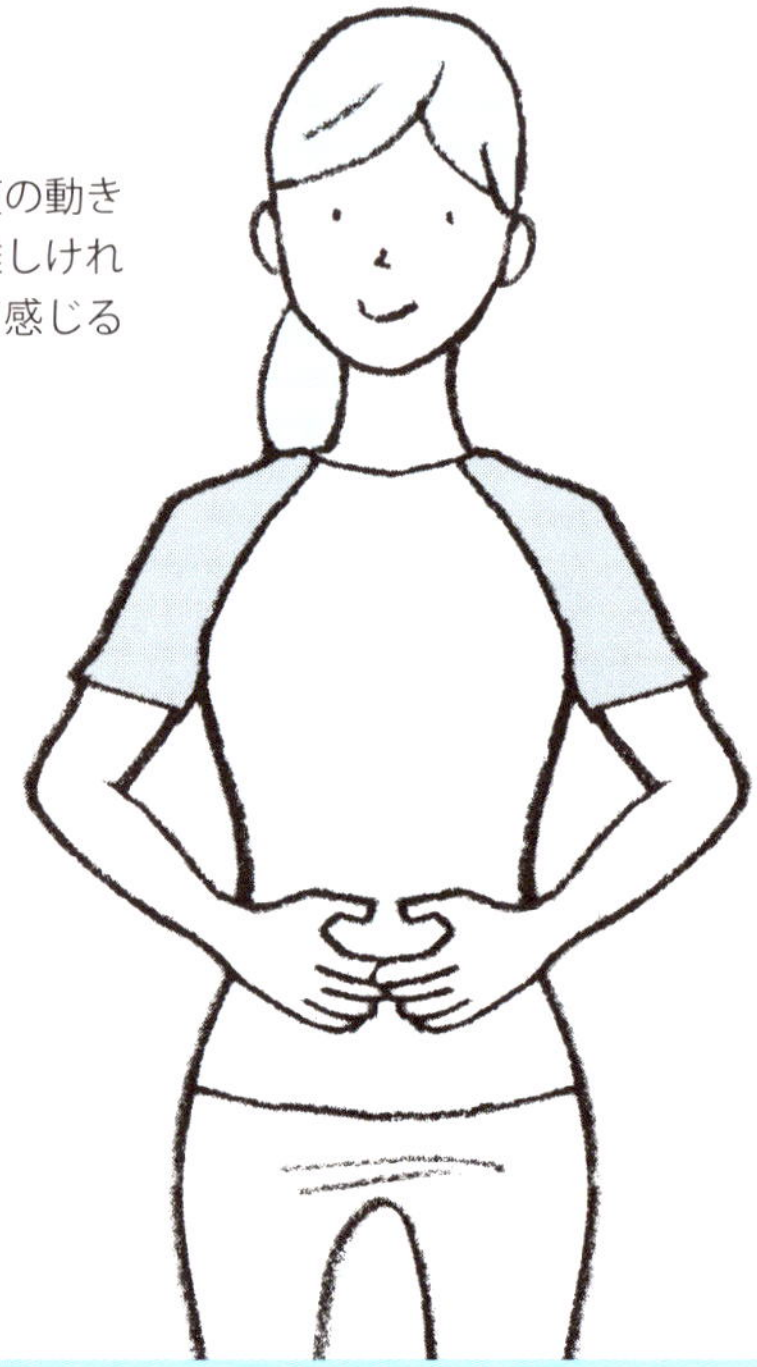

呼吸するときのお腹の動きに意識を向ける。難しければ最初は手を当てて感じるのもよい

どんな瞑想?

呼吸に注意を向け続ける

楽な姿勢で、呼吸中の体の動きに意識を集中。呼吸を通じて体の感覚に気づき、よけいな思いや考えに反応しないようにします。基本的な手法ですが、初心者は先に食べる瞑想や飲む瞑想で、感覚に意識を向けることを経験しておくと、呼吸の瞑想にもとりくみやすくなります。

呼吸の瞑想

マインドフルネス瞑想の基本。息を吸ったり吐いたりすることに意識を集中する。気がそれて雑念がわくこともあるが、呼吸に注意を向け続ける。そうして体の感覚に気づくと、思いや考えに振り回されなくなっていく。

呼吸の瞑想は、呼吸だけに集中し、心を落ち着ける形式でおこなうと「サマタ瞑想」になる。サマタは落ち着きという意味

呼吸に集中しながら、呼吸以外の感覚やさまざまな思いも受け止めると「ヴィパッサナー瞑想」になる。ヴィパッサナーはみる（観察する）という意味

やってみよう

呼吸中、体の一点に集中する

最初は一点集中のサマタ瞑想にとりくみましょう。鼻の穴かお腹に意識を集中し、空気の出入りを感じます。体のこりや痛み、物音など、ほかのことは放置してください。すべての注意を呼吸に向けると、心が落ち着いてきます。

集中ポイント1 鼻の穴

ふだんのリズムで自然に呼吸。空気が鼻の穴を出入りすることだけに意識を集中する。

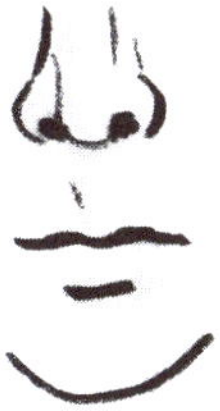

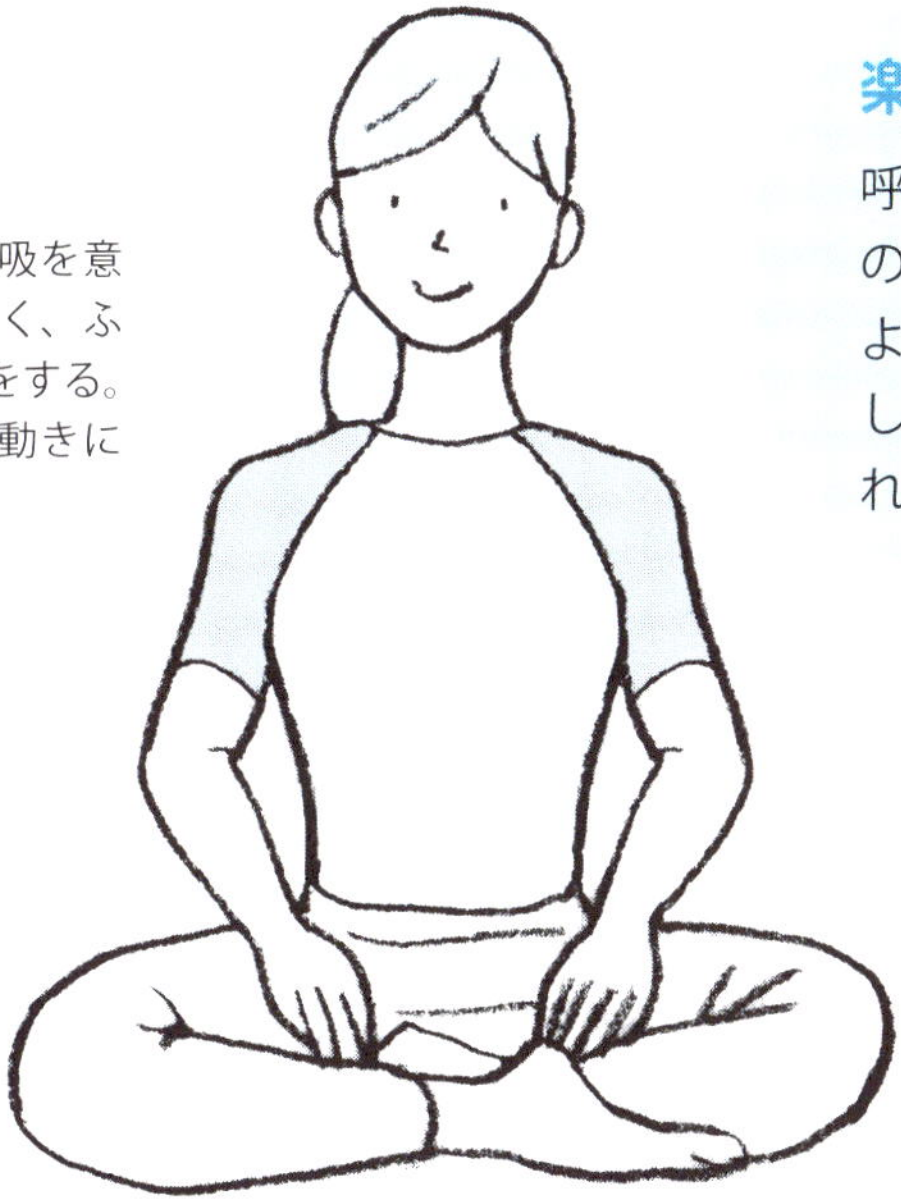

深呼吸や腹式呼吸を意識するのではなく、ふだん通りの呼吸をする。そのときの体の動きに気づきを向ける

楽な姿勢をとって

呼吸に10分集中するので、その間に体へ負担がかからないよう、楽な姿勢をとる。ただし休憩ではないので、背もたれは使わない

どこか一点に集中

鼻の穴かお腹に意識を集中。その感覚に気づく。集中すると心地よさを感じてくる

ほかは放っておく

「食べる瞑想」と同様に、さまざまな感覚や考えも浮かんでくるが、それは実況中継しなくてよい。すべて放置する

集中ポイント2 お腹

腹式呼吸を意識しなくても、呼吸をしているとお腹がかすかに動く。自然に長く息を吸っていることに気づく

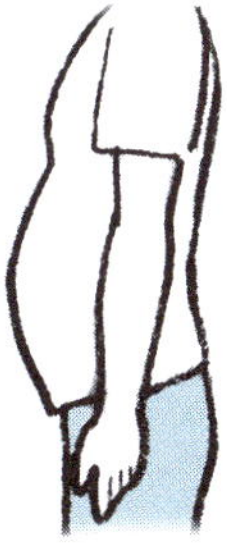

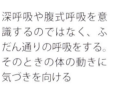

もっとやってみよう

考えから呼吸へ意識を戻す

一点集中が体験できたら、今度はヴィパッサナー瞑想にとりくんでみてください。呼吸に集中しながら、そのほかの感覚や思考もしっかり観察し、それらを認識しながらも、呼吸へ注意を向け続けます。

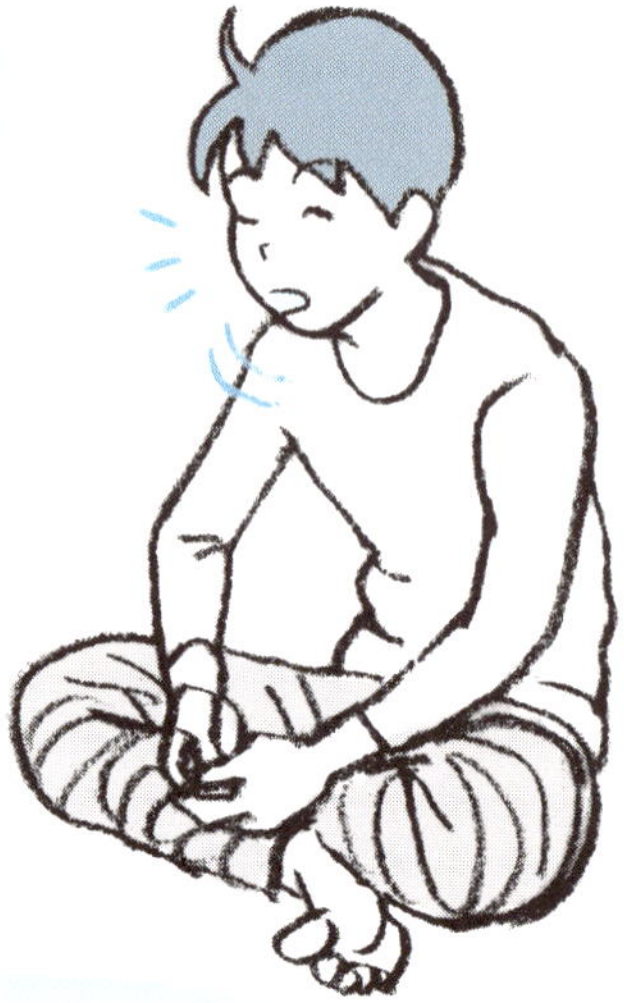
あの人にメールを
送るのを
忘れていた！

最初のうちは瞑想をはじめると用事を思い出してしまうことが多い。よくあることなので、気にせず瞑想を続ける

体の感覚に気づく

鼻の穴やお腹に集中。呼吸中の体の動きを通じて、体の感覚が一瞬ごとに変化することに気づく。ここまではサマタ瞑想と同じ

いろいろ考えてしまう

集中しようとしても「うまくできているかな」「あの仕事が残っている」などと、いろいろな思考がわき出てくる

戻す

気づいてもう一度集中

考えてしまってもかまわない。「考え」と実況して、それ以上考えこまず、呼吸にもう一度集中する

痛みなどを感じてしまう

体の痛みやかゆみ、しびれ、物音、食べ物のにおいなどで気がそれることもある

戻す

受け止めてまた集中

呼吸以外の感覚を受け止めるのも重要。「痛み」などと実況し、それ以上反応せず、呼吸中の体の動きに集中する

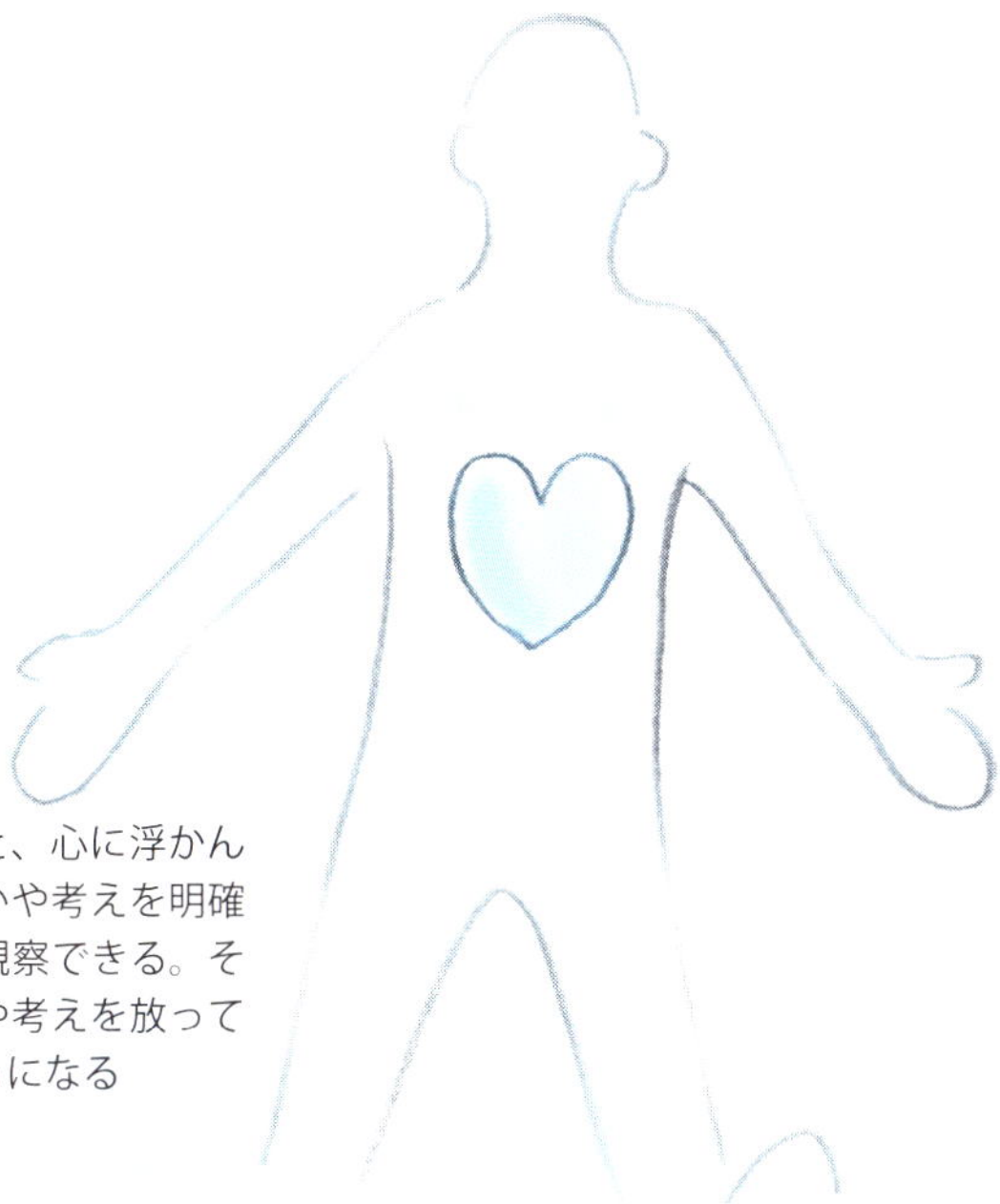

体の感覚と、心に浮かんでくる思いや考えを明確に分けて観察できる。そして思いや考えを放っておけるようになる

なにが変わる？

考えに振り回されなくなる

呼吸に集中することが、意識の中心になってきます。なにか考えが浮かんでも惑わされず、いつでも呼吸に意識を戻せるようになります。それは心の基礎体力となり、日常生活でもよけいな考えに振り回されなくなるのです。

感覚に気づく

呼吸のリズムが気づきの中心となっていき、ほかの感覚や思考も、判断せずにそのまま受け入れられるようになる

思いや考えに気づく

考えようとしなくても、考えは浮かんでくるのだとわかる。ドゥーイング・モードとビーイング・モードの違いを実感できる

思いや考えを気にしすぎなくなる

呼吸を意識の中心におくことで、痛みなどの感覚や、心配事などの考えにとらわれなくなる

まとめ

「感覚」と「思考」に気づきましょう

呼吸の瞑想はマインドフルネス瞑想のベースになる手法です。この瞑想で体の感覚や思考に気づく経験を積んでおけば、ほかの瞑想にもとりくみやすくなります。呼吸を手がかりにして、感覚の変化を感じましょう。呼吸から気をそらせるものを認識し、放置することで、心の働きが整理されていきます。

瞑想 3

ゆっくり動いて感覚をとぎすます「座る瞑想」「立つ瞑想」

どんな瞑想？

一瞬の動作を1分以上かけておこなう

「座る」「立つ」という動作をスローモーションでおこないます。イスに座ることに1分以上の時間をかける場合もあります。ゆっくり動きながら体の感覚をひとつずつ認識し、実況中継します。感覚に90%、実況に10%集中するイメージです。

立つ瞑想

座った状態から立つまでの動作をゆっくりとおこなう。また、立ってからは両足の裏に意識を集中し、両足に等しく体重がかかるように姿勢を調整する。

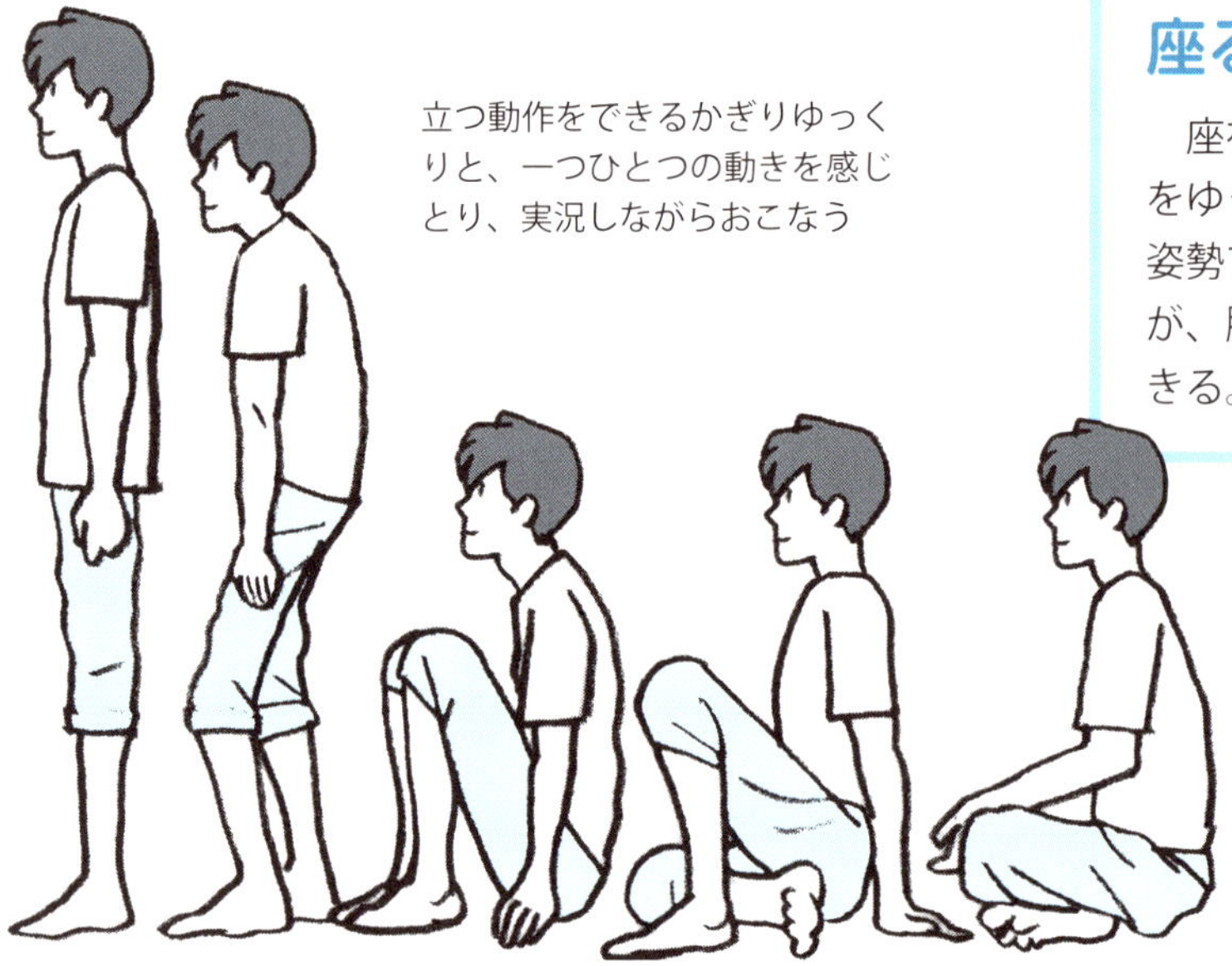

立つ動作をできるかぎりゆっくりと、一つひとつの動きを感じとり、実況しながらおこなう

座る瞑想

座布団やイスなどに座る動作をゆっくりとおこなう。中腰の姿勢では足腰への負荷を感じるが、腰をかけるとリラックスできる。その変化を感じとる。

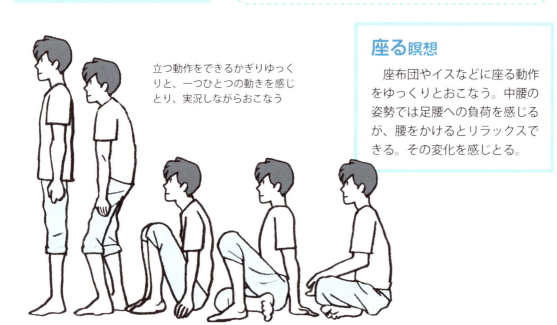

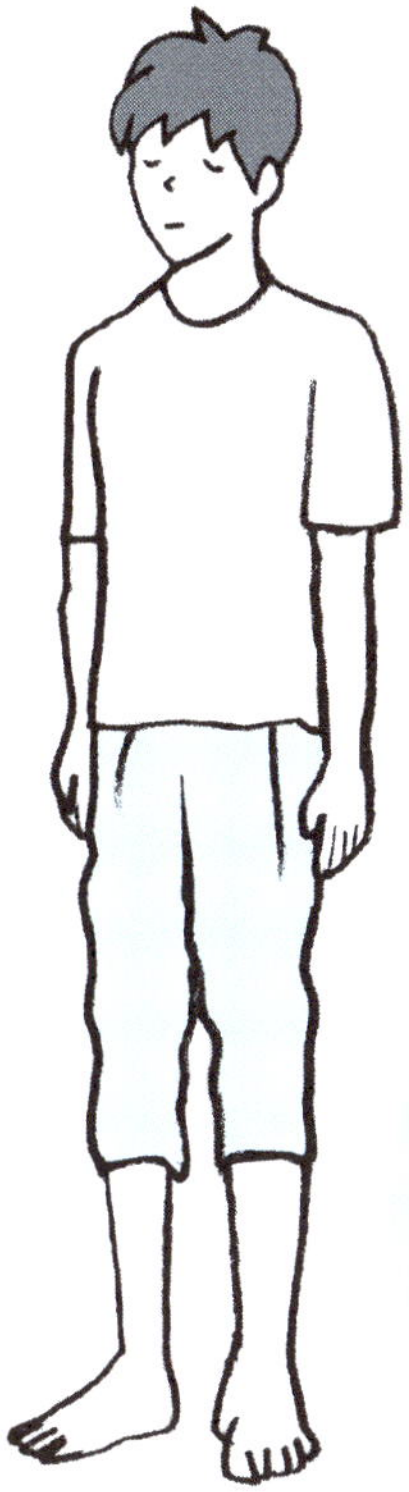

立つ瞑想では最後に両足を適度に開き、体重を均等にかける

やってみよう

心で実況中継しながら ゆ〜〜〜っくり動く

座る瞑想と立つ瞑想のコツは、とにかくゆっくりと動くこと。動作の感覚を感じたら「座ります」「座ります」と実況中継します。その間、足の痛みや体の重さなども感じとって「痛み」「重み」などと実況します。

ゆっくり座る

１分以上の時間をかけてゆっくり座るのは、最初は難しい。気持ちを切り替えるために、鐘の音などで開始の合図をするとよい

実況する

ゆっくりと動きながら「腰を下ろします」「座ります」「背筋を伸ばします」といった体感を、動いている間、何度もくり返し実況する

感じる

ひざの感覚や太ももにかかる体重、腰の痛みなどを感じとり、心のなかで念じる。ただし「つらい」「嫌だ」などと評価しない

ゆっくり立つ

座る瞑想と同様に、1分以上の時間をかけてゆっくりと立つ。手を床につくなどして、転ばないように立ち上がる

実況する

「右足を上げます」「腰を上げます」「立ちます」といったことを、座る瞑想と同様に、動きを感じるたびに実況する

感じる

立つ瞑想では動作一つひとつを感じとることに加えて、立ったあとの足の裏の感覚にも意識を向ける

中腰のときには負荷を感じる。そのようにして、座る動作にともなう感覚を瞬間瞬間に意識し、感覚をとぎすます

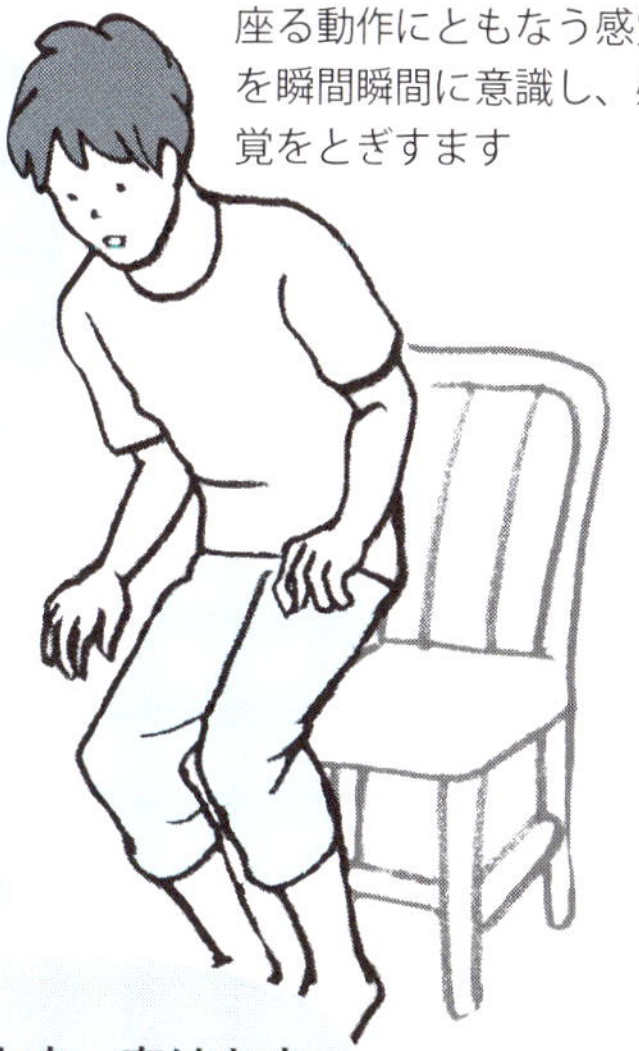

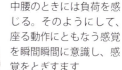

もっとやってみよう

森や海辺でもやってみる

　座る瞑想や立つ瞑想では、動作をひと通り実況中継したあと、姿勢が落ち着いたところで、呼吸の瞑想を組み合わせることもできます。森や海辺など、自然環境のなかでおこなうと、風や音、香りを感じることができ、より豊かな気づきが得られます。

座る瞑想

外出先でおこないたい場合は、公園や広場など、ベンチがあるところを選ぶとよい

立つ瞑想

外出先では立ち上がる動作をはぶき、足の裏に意識を集中するだけでもよい

呼吸の瞑想

姿勢が落ち着いたところで、呼吸の瞑想をおこなう。吸って吐く動作を実況中継しながら、さまざまな感覚を感じとる

風景をみながら

チャレンジ

風景をあるがままに受け入れていると、その場所の特徴を、いままで感じていなかったことまでフルに感じとれる。美しさや感謝、敬意などを感じる

海辺で立つ瞑想をおこなうと、足の裏で砂浜を感じるとともに、波の動きを目で追ったり、潮の香りをかいだりすることもできる。悩み・苦しみから意識を切り離し、感覚をおおいに働かせることができる

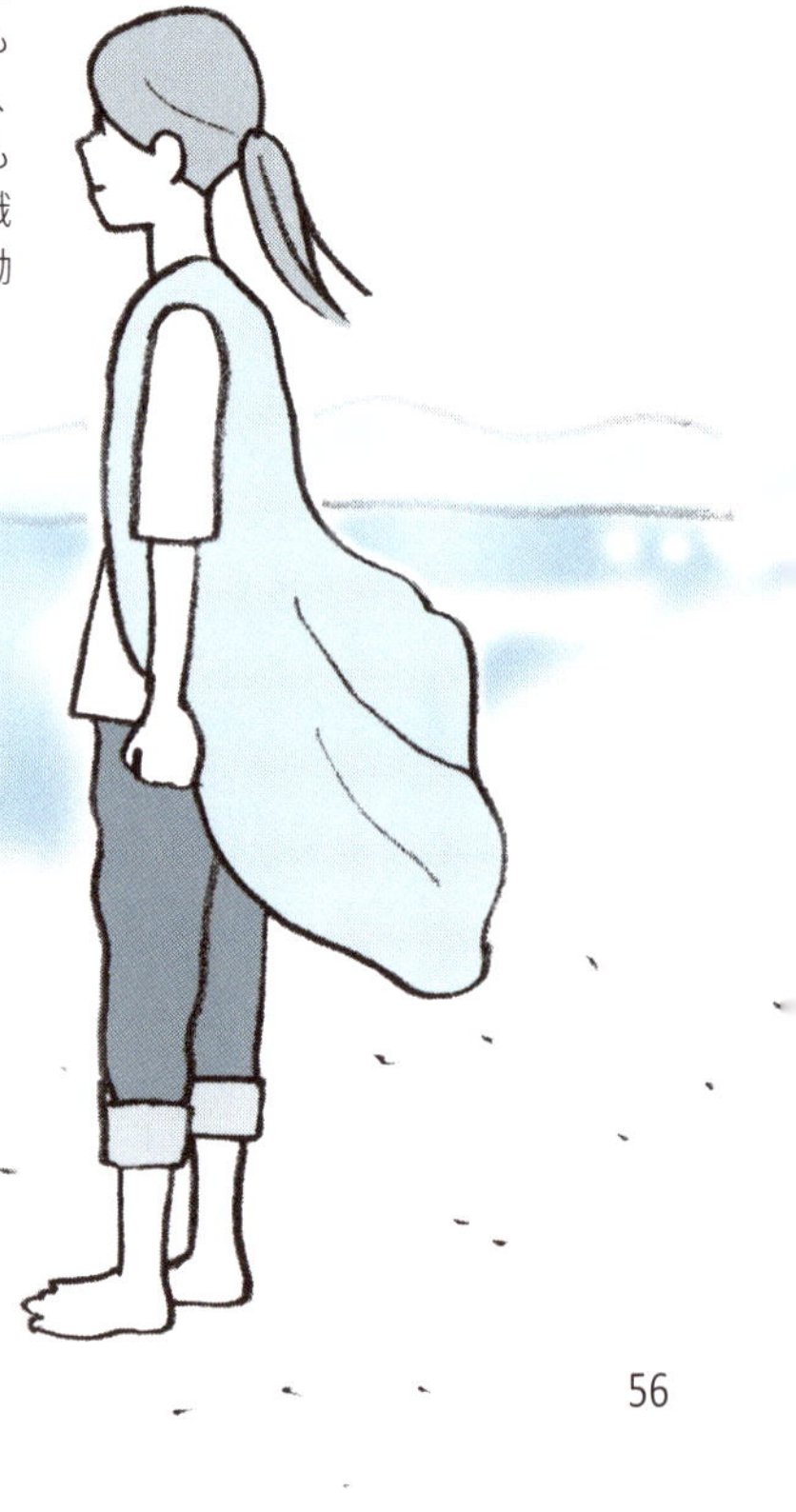

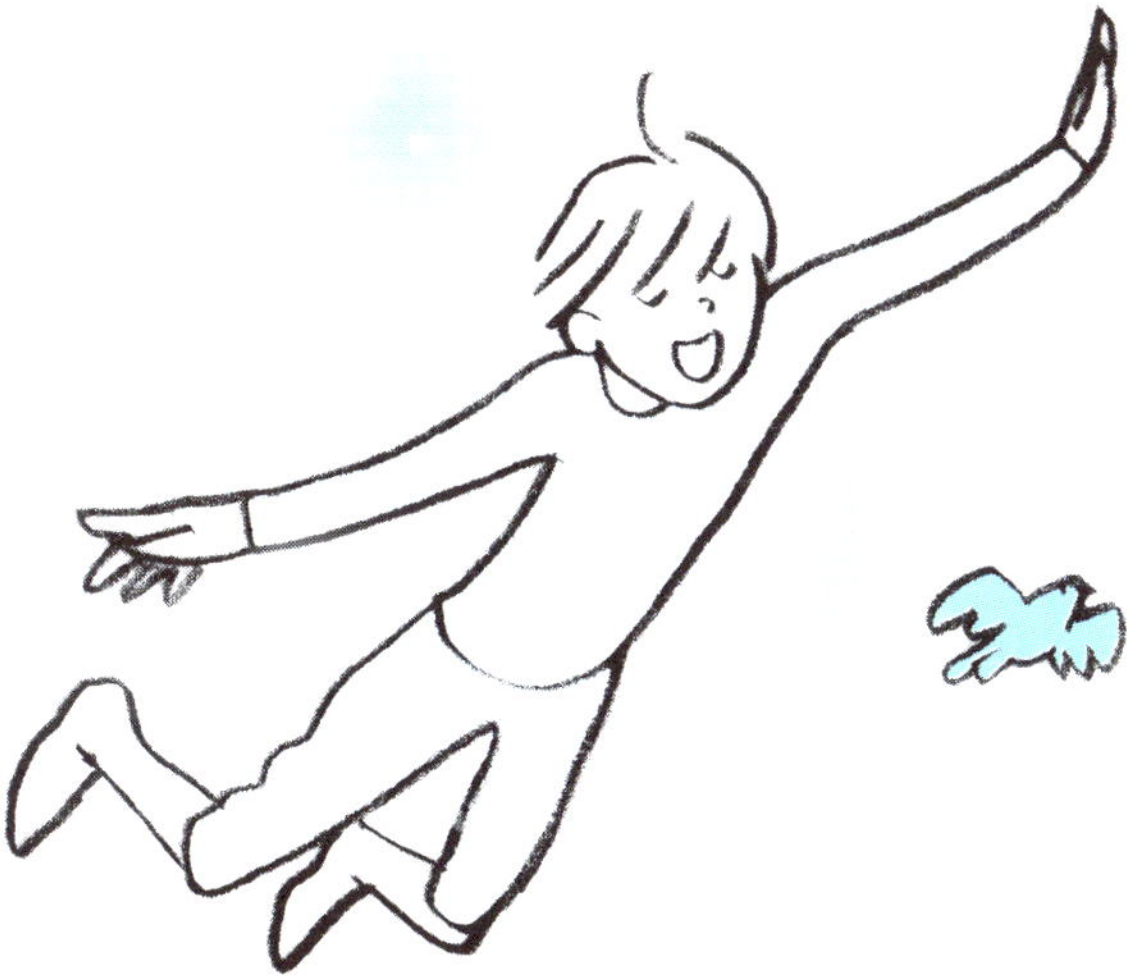

「出かけるのは億劫だ」などと考えることが減り、体を動かすことが好きになっていく

なにが変わる？

体や環境への感謝が生まれる

座る瞑想や立つ瞑想をおこなうと、日常的な動作ひとつをとっても、体をさまざまに動かし、多様な感覚を受けていることがわかります。負荷だけでなく心地よさも感じることができ、自分の体や周囲の環境により強く感謝できるようになります。

感覚に気づく

動作を通じて、一瞬一瞬の感覚の変化に気づく。日頃いかに無意識に考えごとをしながら動いているかがわかる

体を見直す

動作に対する意識が変わる。よく考えずに急いで動くことが減り、体によけいな負担をかけないようになる

動きを楽しめる

痛みや疲れがあっても、そればかり気にしないで、動くことを心地よく感じたり、楽しめるようになったりする

まとめ

姿勢へのこだわりは人それぞれです

宗派や指導者によっては、座る瞑想や立つ瞑想の姿勢が具体的に定められている場合もあります。それを守るのもひとつの方法ですが、姿勢にこだわらず、体の動きや周囲の環境に集中するのもよいでしょう。多様なやり方のなかから、自分が続けやすい方法を選んで実践していってください。

瞑想 4

室内で足踏みすることから「歩く瞑想」

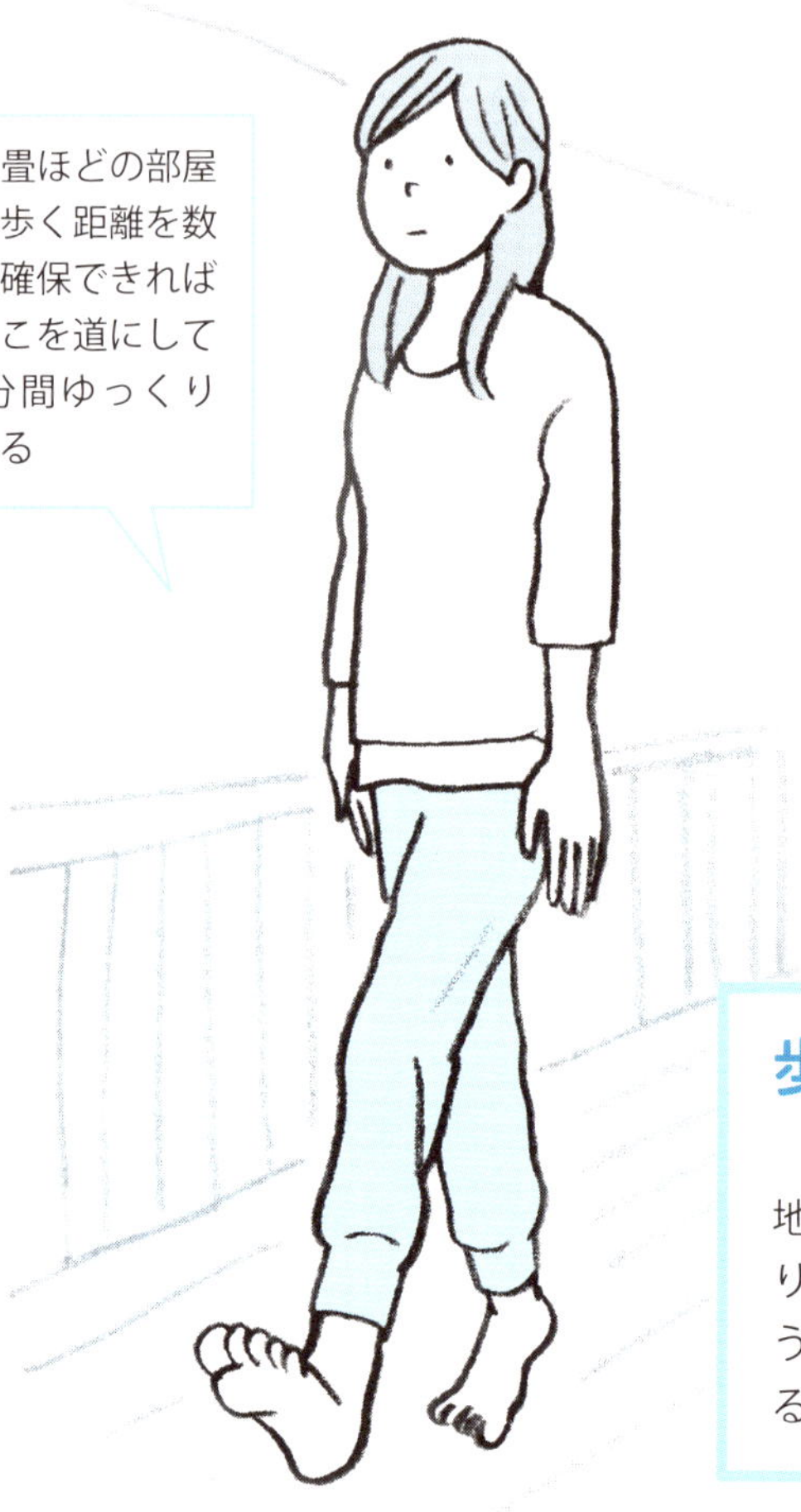

廊下や 6 畳ほどの部屋などで、歩く距離を数メートル確保できれば十分。そこを道にして 5 〜 10 分間ゆっくりと往復する

出先では気が散りやすいので、まずは自宅で、ひとりで実践するとよい

どんな瞑想？

スローモーションで 5〜10 分間歩く

食べる瞑想や座る瞑想などと同じように、スローモーションで歩きます。ほかの瞑想よりも動作が大きくなり、ずっと動き続けるため、さまざまな感覚を受け止めることができます。感覚に集中しやすく、自然に考えを手放すことができます。

歩く瞑想

足を上げることや前に運ぶこと、地面につくことを一つひとつ感じとりながら歩く。どこかに向かうという目的を設定せず、歩くこと、感じることに集中する。

やってみよう

足の動きと感覚に集中する

足の動きを感じとり、「右足を上げます」「運びます」「下ろします」などと心のなかで実況中継します。足の動きや接地した感触も感じとって実況しましょう。考えが思い浮かんだら、ほかの瞑想と同様に「考え」と実況して体の感覚に意識を戻します。

足の動きや張りを感じる

足をゆっくりと動かしながら、その動きを実況中継する。張りや痛みなどを感じたらそれも実況する

足の裏に意識を集中する

足の裏が地面についたり離れたりすることも感じとる。「かかとがつきます」「離れます」というように実況する

考えには反応しない

歩きながら考えごとをはじめたことに気づいたら、「考え」と実況し、体の感覚に意識を戻す

5〜10分間、続ける

足の動きに意識を集中しながら、そのほかの感覚や考えも実況し、5〜10分間、室内を歩き続ける

集中ポイント1
もも

足を上げるとき、ももに張りやバランスの乱れを感じる

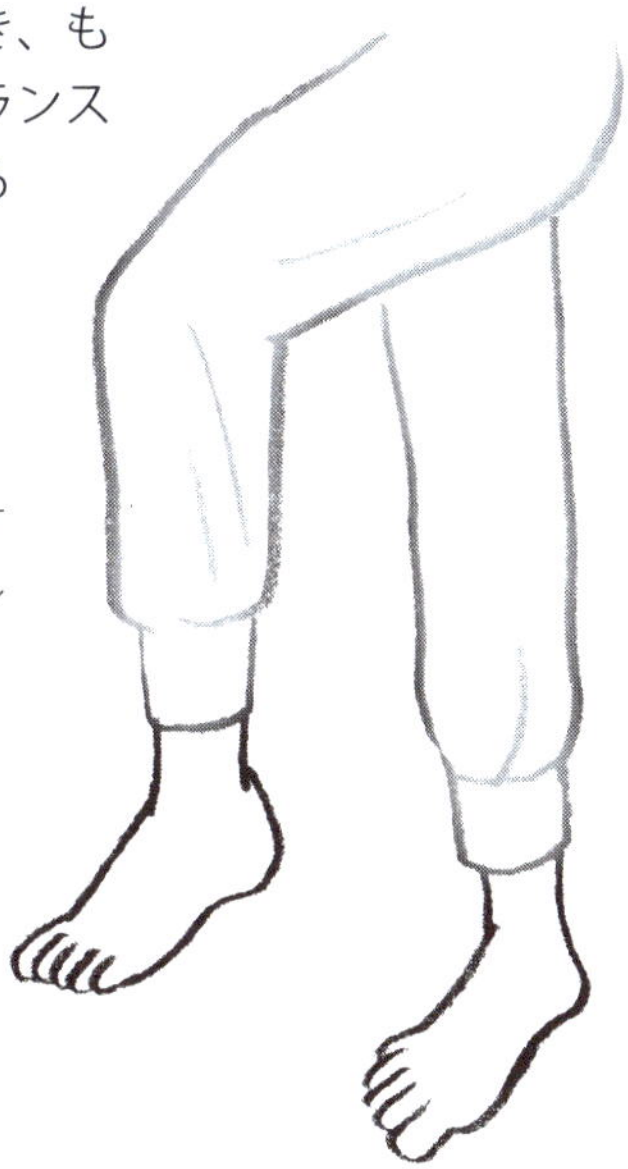

最初は裸足で実践すると、感覚を意識しやすい

集中ポイント2
足の裏

感覚を意識しやすいポイント。地面との接触を感じるとよい

瞑想4 歩く瞑想

もっとやってみよう

余裕があれば外出先でも

室内での歩く瞑想に慣れてくると、外出先でもあいた時間に歩く瞑想を実践できます。ただし公園や建物の中など、安全なところでいつもよりゆっくり歩きましょう。

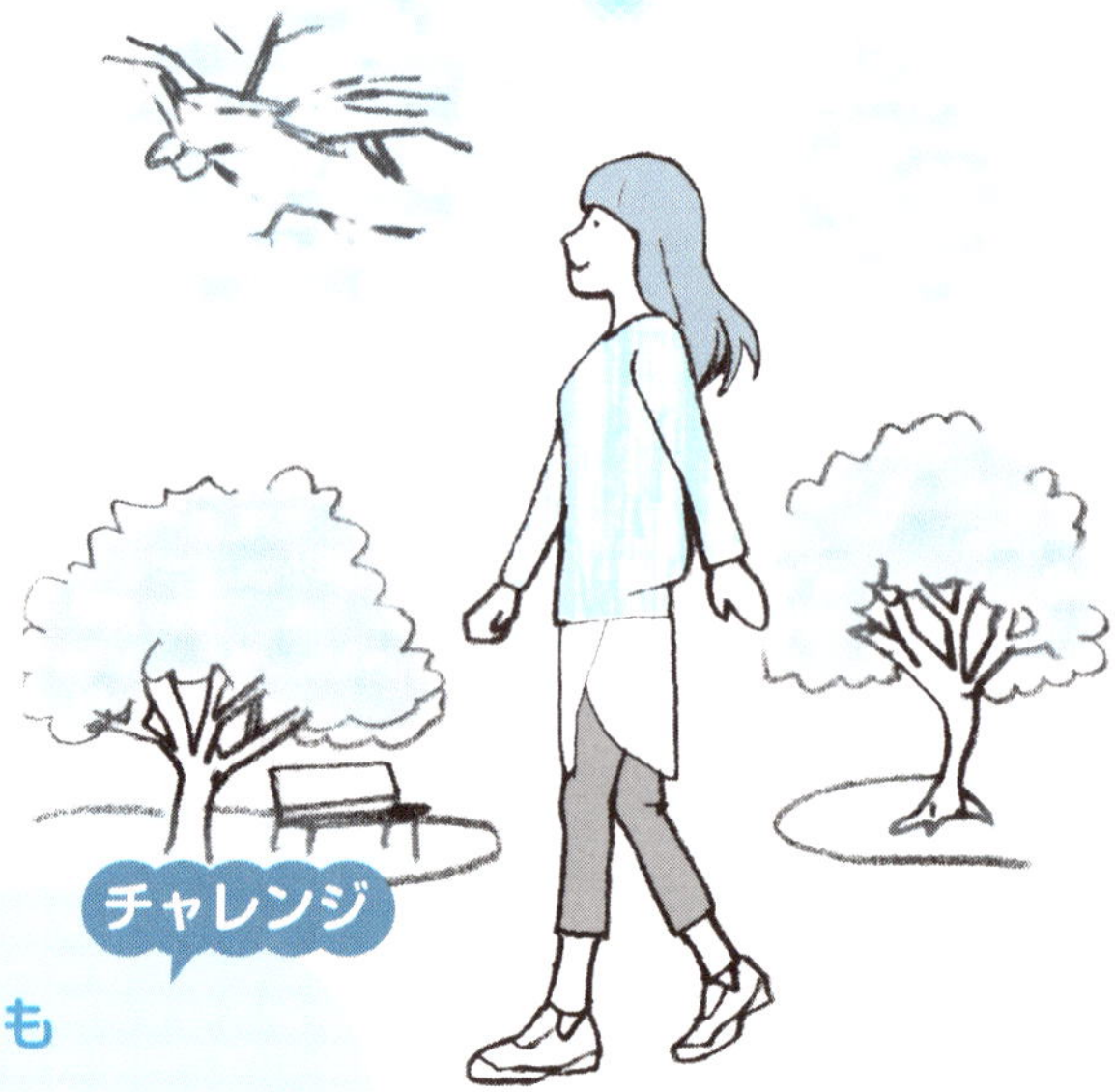

チャレンジ

目に入ってきた景色を受け入れて歩くのはよいが、店を探そうなどと目的をもって周囲を見回すのは瞑想の妨げになる

公園で

外出先でひと休みするとき、公園に広い道があれば、風景を楽しみながら、歩く瞑想ができる

建物の中で

職場の廊下など、建物の中に安全な場所があれば、そこを往復しながら瞑想できる

移動中にも

目的をもたずに歩くのが基本だが、慣れてくると用事があって移動しているときにも動作に集中できる

歩く瞑想は慎重に

マインドフルネス瞑想は、どこでも実践できるものです。

感覚に集中するため、最初は刺激の少ないところでおこないましょう。自宅内に落ち着けるスペースがあれば、そこが最適です。

慣れてくると、公園など別の場所でも実践できるようになります。その際、食べる瞑想や呼吸の瞑想、座る瞑想などはどこでも安全におこなえますが、歩く瞑想は場所によっては危険なので、慎重にとりくんでください。

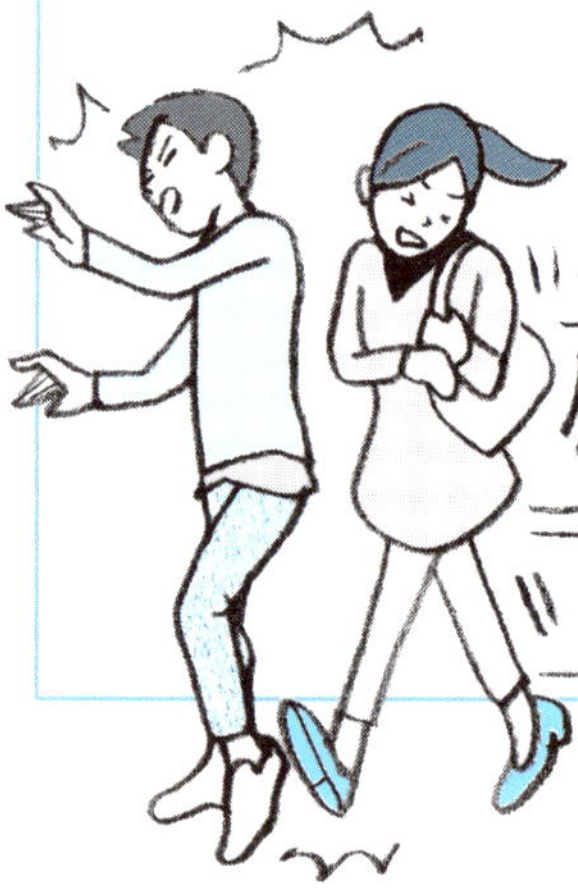

人通りの多い道では、ゆっくり歩いているときに人とぶつかってしまうことがある

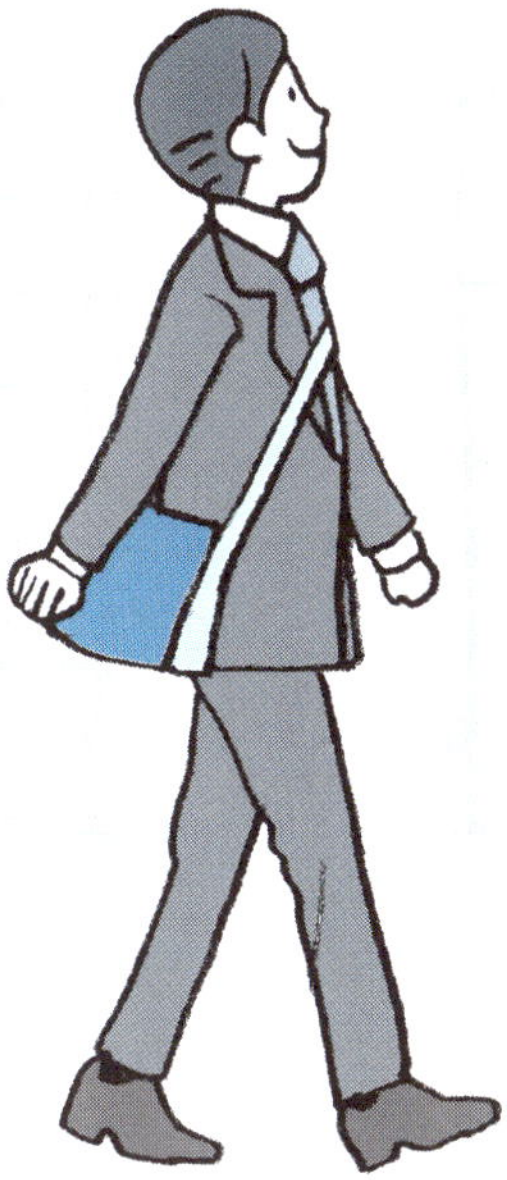

うつむいて思い悩みながら歩くことが減り、視野が広くなる。結果として、外を歩くことが楽しくなってくる

なにが変わる？

考えすぎることが減り、行動がシンプルに

　出勤中にその日の段取りを考えながら歩いた経験を、多くの人がもっているのではないでしょうか。歩く瞑想をすると、そのように悩みながら歩くことが減ります。歩くこと以外でも、いま自分のいる場所ですべきことに集中でき、行動がシンプルになります。

考えごとから解放される

過去の失敗や先々のことを案じながら行動することが減る。いま自分がしていることに集中する習慣がつく

感覚に気づく

歩く動作を通じて体のさまざまな感覚に気づく。外出先では日頃感じていなかった自然の豊かさなども感じられる

現状がみえるように

なにをするときにも、不安や憶測などにとらわれず、目の前の状況を正しく認識できるようになっていく

まとめ

考えすぎて疲れることが減ります

　歩くときや仕事をするとき、手や足は動いていても、頭では別のことをあれこれと思い悩んでしまうという人には、歩く瞑想がおすすめです。「考えごとをしながら行動する」という習慣の見直しにつながり、なにかと考えすぎて疲れることが減ります。目の前のことに集中する力も育ちます。

瞑想
5

指先のささやかな感覚まで「感じる瞑想」

どんな瞑想？

感覚を感じたまま放っておく瞑想

これまでは呼吸や動作を通じて感覚に気づく瞑想でしたが、「感じる瞑想」では体を動かさず、じっとして、ただ感覚を感じます。呼吸のように意識を集中するポイントがないため、難しく感じる人もいます。ほかの瞑想に慣れてから実践しましょう。

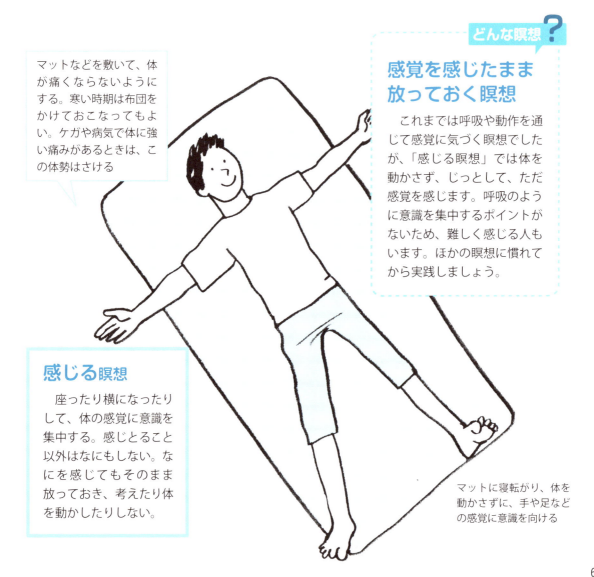

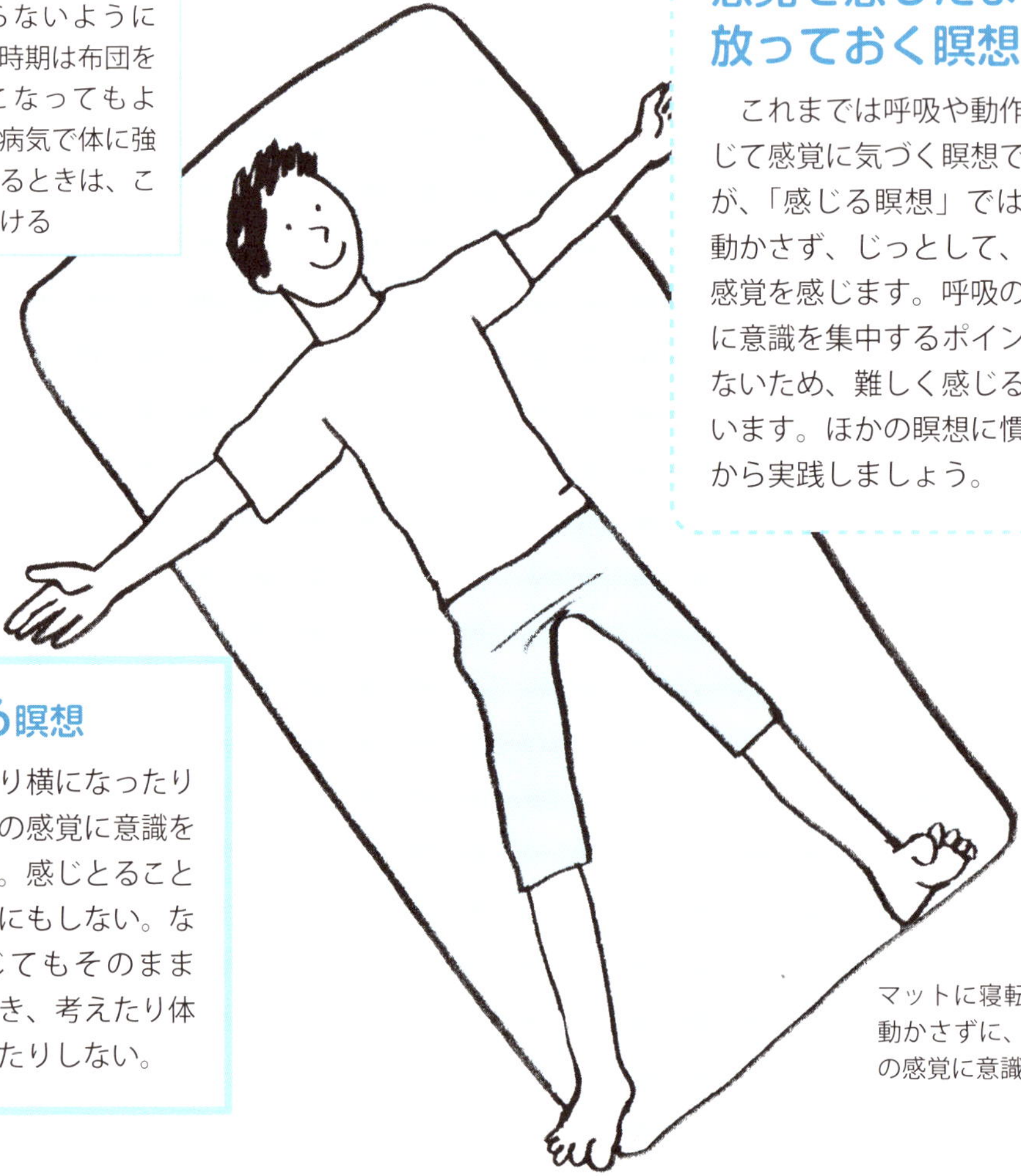
マットなどを敷いて、体が痛くならないようにする。寒い時期は布団をかけておこなってもよい。ケガや病気で体に強い痛みがあるときは、この体勢はさける

マットに寝転がり、体を動かさずに、手や足などの感覚に意識を向ける

感じる瞑想

座ったり横になったりして、体の感覚に意識を集中する。感じとること以外はなにもしない。なにを感じてもそのまま放っておき、考えたり体を動かしたりしない。

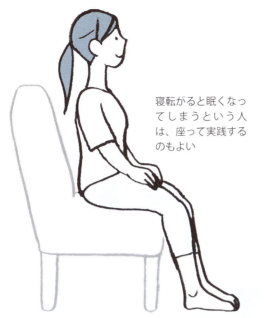

寝転がると眠くなってしまうという人は、座って実践するのもよい

やってみよう

全身に等しく意識を向ける

　歩く瞑想ではももや足の裏などを意識し、その部位を中心として体の感覚に気づくことができますが、感じる瞑想にはそのように意識の中心になるものがありません。全身のあらゆる感覚に意識を向け、感じとっていきます。

楽な姿勢で

特別な姿勢をとると、体の一部が気になってしまうので、楽な姿勢がよい。座るか寝るか、どちらかがやりやすい

感覚に気づく

呼吸や心拍、緊張感、指先の感触、各部の痛みや疲れ、物音など、あらゆる感覚に気づきを向け、実況中継する

ただ気づくだけ

どんな感覚も、ただ気づいて実況中継するだけで、あとは放っておく。なにかを考えたり思ったりしない

反応しない

かゆみを感じたり物音を聞いたりすると体を動かしてしまいがちだが、そういうときも反応しないで、感覚に意識を集中する

五感を受け止め、反応しない

- 手や足の肌の感覚にも集中。暑さや寒さ、痛み、かゆみなども実況する
- 家の壁や家具など目に入ったものをただ観察する
- 物音が聞こえたら「音」と実況。「うるさい」と感じたら「考え」と実況し、それ以上反応しない
- 心地よい香りも不快な香りも、同じように「香り」と実況する
- 味覚を感じることは少ないが、なにか感じたら「味わい」と実況する

瞑想 5 感じる瞑想

もっとやってみよう

手先や足先から小さなエネルギーを感じる

　体の一部に意識を集中し、その部分の感覚をよりくわしく感じとることもできます。感じやすいのは、手先や足先の感覚です。ゆったりとした姿勢でじっとしていると、指先にあたたかさやしびれなどの小さなエネルギーを感じてきます。

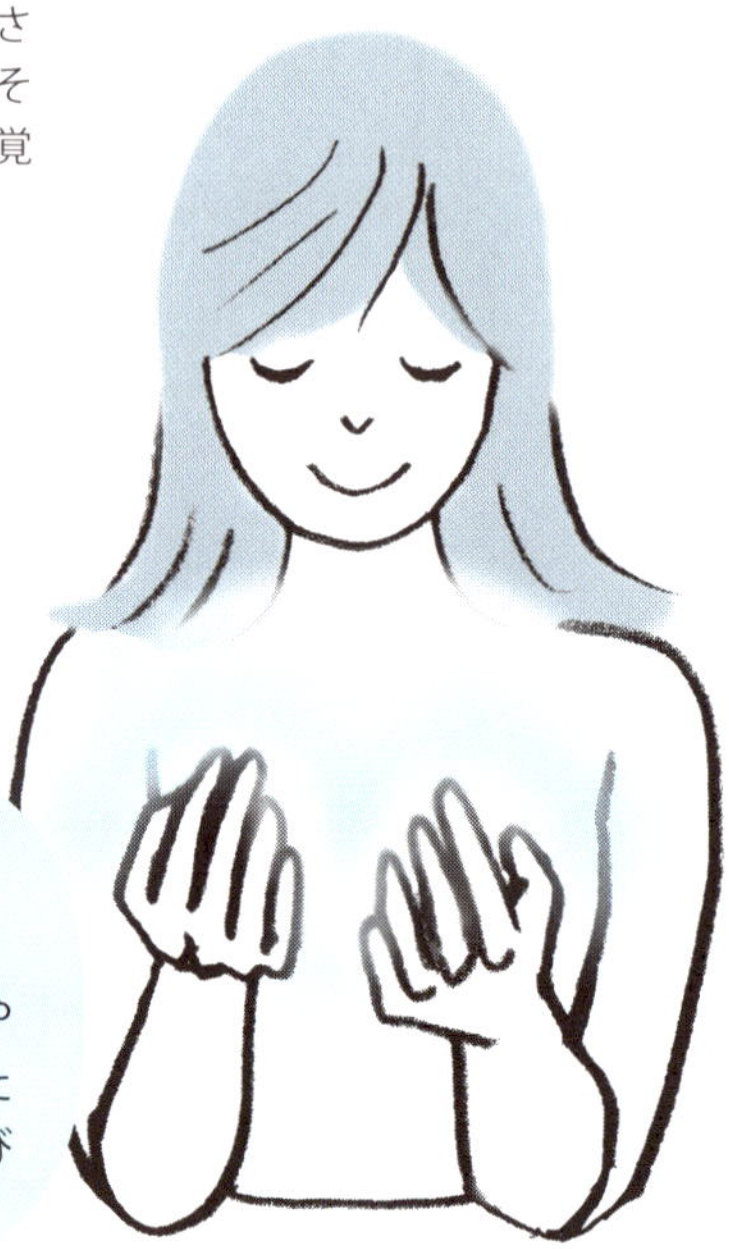

感じる瞑想では、手の指先にかすかなあたたかさを感じることが多い。そのようにささやかな感覚を感じとっていく

楽な姿勢でしばらく待つ

体に負担のかかりにくい姿勢をとって、そのまま動かず、深呼吸をしながらしばらく待つ

手や足の感覚の変化に気づく

体がリラックスする。手先や足先などをあたたかく感じたり、動かずにいたことでしびれを感じたりする

感覚への気づきを広げていく

そうして手先や足先の感覚に気づけたら、腕や足などにも意識を向ける。感じとる対象を広げていく

全身を感じとる「ボディスキャン」

　体の各部の感覚を、足先から頭へと順番に感じとっていき、全身の感覚にくまなく意識を向けるという方法もあります。医学のＭＢＳＲ（マインドフルネスストレス低減法）に用いられる方法で、「ボディスキャン」といいます。

　ボディスキャンをすると、体のあらゆる部位について、ふだんは見過ごしている感覚を感じとることができます。感じる瞑想に慣れてきたら実践してみましょう。

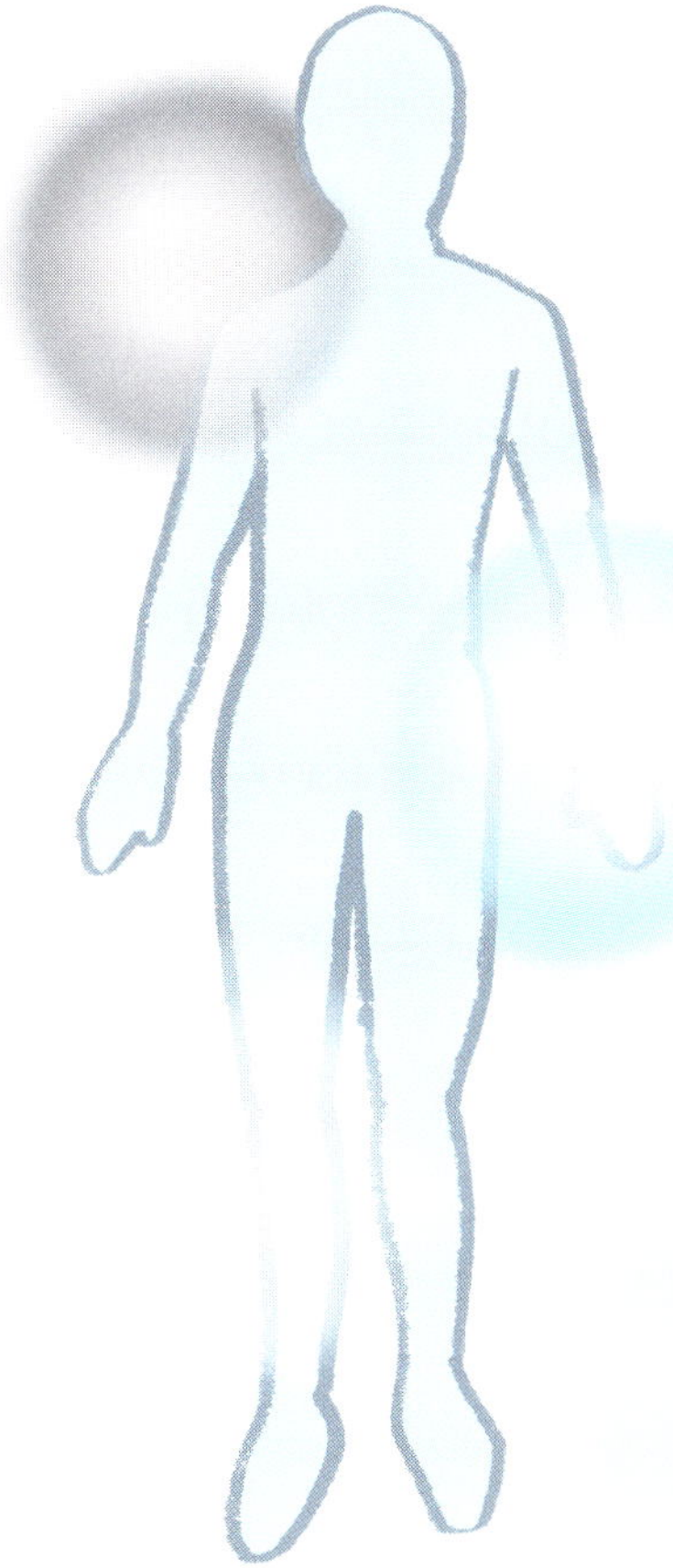

体の各部の疲れやあたたかさ、心地よさなどを、自分のなかからのメッセージとして理解できる

なにが変わる？

不快な感覚が悩みにつながりにくくなる

　感じる瞑想では、体のあらゆる感覚をただ感じとり、放置するという体験ができます。その体験を通じて、痛みや疲れといった感覚を気にしすぎて思い悩むという習慣が消えていきます。ひとつの感覚を、反応せずに放っておけるようになるのです。

感覚に気づく

体にはあたたかさや痛み、かゆみといったさまざまな感覚がわき起こってくるということに気づく。それらを等しく感じとれるようになる

変化に気づく

自分の体は一瞬一瞬に変化していて、そこから生じる感覚も瞬間的なものだということがわかってくる

気にしすぎないで放っておく

痛みやかゆみなどを過度に気にせず、優しく受け入れ、放置できるようになる。いまこの瞬間の感覚に集中できる

まとめ

痛みと苦しさの違いがわかってきます

　痛みや疲れなどの感覚は瞬間的に消えていくものです。その感覚に「苦しい」「つらい」「嫌だ」といった思いを重ねることで、悩みが深まっていきます。感覚の瞑想を通じて、そのメカニズムがわかってきます。痛みという感覚を気にしすぎなければ、そこから苦しさがふくらむことはないのだと、気づけるのです。

瞑想
6

自分にも人にも優しくなれる「慈悲の瞑想」

人を思いやる慈しみの心は誰にでもあるが、慈悲の瞑想をすることで、慈悲をいつでも十分に発揮できるようになる

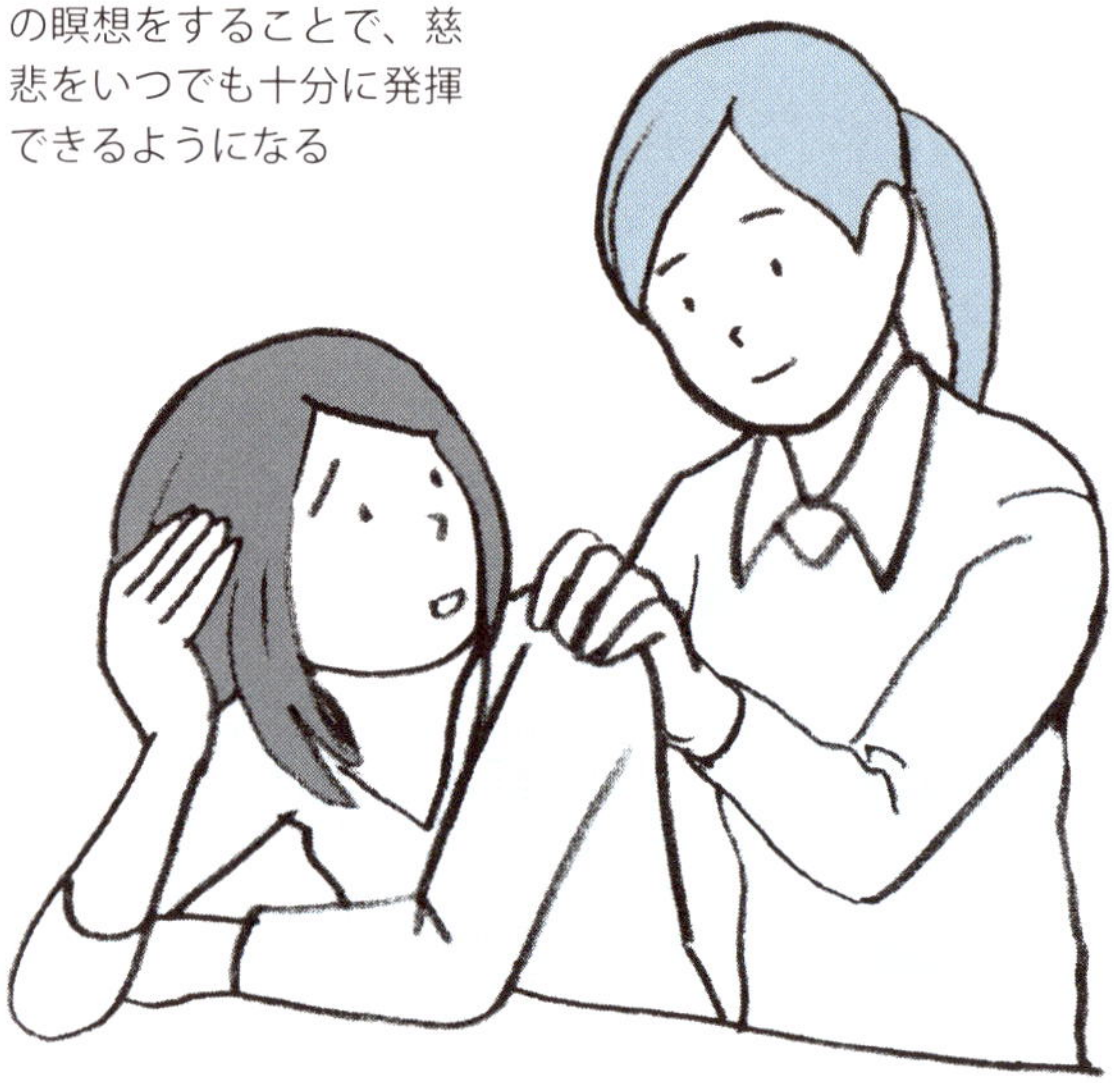

どんな瞑想？

人を思いやり、幸せを願う

　これまでの瞑想と違って、意識的にフレーズをとなえる瞑想です。楽な姿勢でゆったりと呼吸しながら、自分や親しい人などの幸せを願い、心のなかでくり返しフレーズをとなえます。そうすることで心が落ち着き、ほかの瞑想にもとりくみやすくなります。

慈悲の瞑想

　慈悲の心を育てるための瞑想。心を落ち着かせるサマタ瞑想の一種。マインドフルネスになるためのたすけになる。

なぜ「慈悲」が重要なのか

　瞑想によって慈悲の心が育ちますが、その思いやりは、自分自身に対しても発揮されます。

　日頃「うまくやらなければ」とあせりがちな自分を、優しく包みこめるようになります。日常生活でも瞑想にとりくむときにも、自分を責めることが減ります。

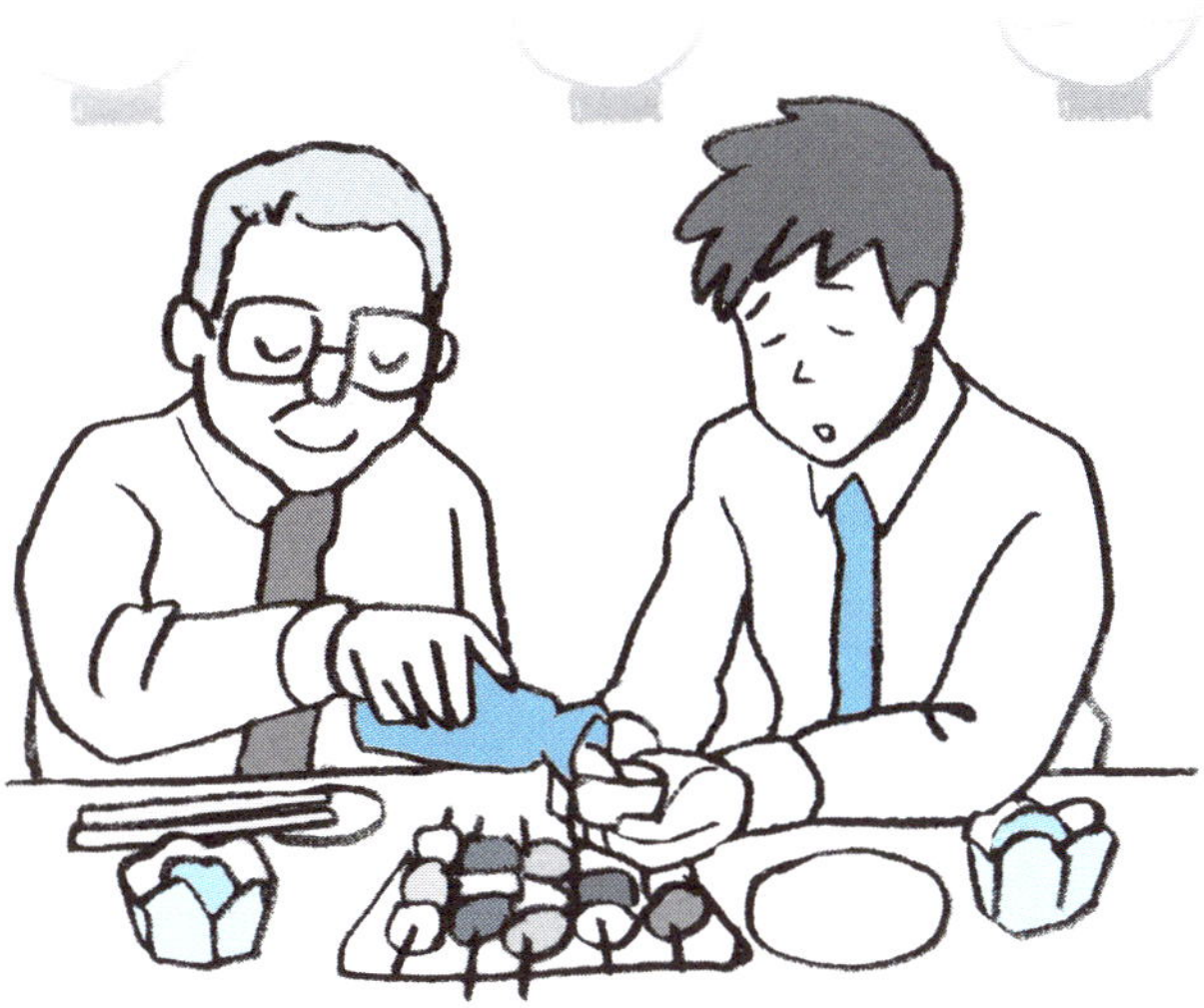

親しい人の幸せを願うときには、恩師など、特定の人の名前や顔を思い浮かべる

やってみよう

自分や親しい人たちの幸せを願う

イスや座布団に座って、体の力を抜き、ゆっくりと呼吸の瞑想をします。そして以下のフレーズを1から順に心のなかでとなえ、人の幸せを願います。集中できない場合は呼吸の瞑想に戻って、心を落ち着かせるとよいでしょう。

座って落ち着く

5〜10分ほど座ってフレーズをとなえるので、楽な姿勢をとる

心のなかで幸せを念じる

自分自身の幸せを願うことからはじめて、さまざまな人の幸せを順々に願っていく

1

私が幸せでありますように
私の苦しみが
なくなりますように
私の願いが叶えられますように
私が幸せでありますように

最初に自分自身の幸せを願う。上記のフレーズを心のなかでゆっくりと、何度かくり返しとなえる。慣れないうちは「私が幸せでありますように」だけをくり返してもよい。

2

私の親しい人が幸せでありますように
私の親しい人の苦しみがなくなりますように

次に、家族や友人、恩人など、親しい人を思い浮かべて、その人の幸せを願う。「私の親しい人」ではなく、具体的に「○○さん」と名前を呼んでとなえてもよい。

3

あの人も幸せでありますように
あの人も苦しみがなくなりますように

さらに、まだほとんど付き合いのない人や、道ですれ違っただけの人を思い浮かべて、その人の幸せを願う。名前がわかれば「○○さん」ととなえてもよい。

68ページに続く

瞑想 6 慈悲の瞑想

もっとやってみよう

さらに多くの人たちの幸せを願う

自分や親しい人の幸せを願うことは比較的簡単にできますが、慈悲の瞑想では嫌いな人や対立している人の幸せも願っていきます。最終的には、生きとし生けるものすべての幸せを願うところにまでいたります。

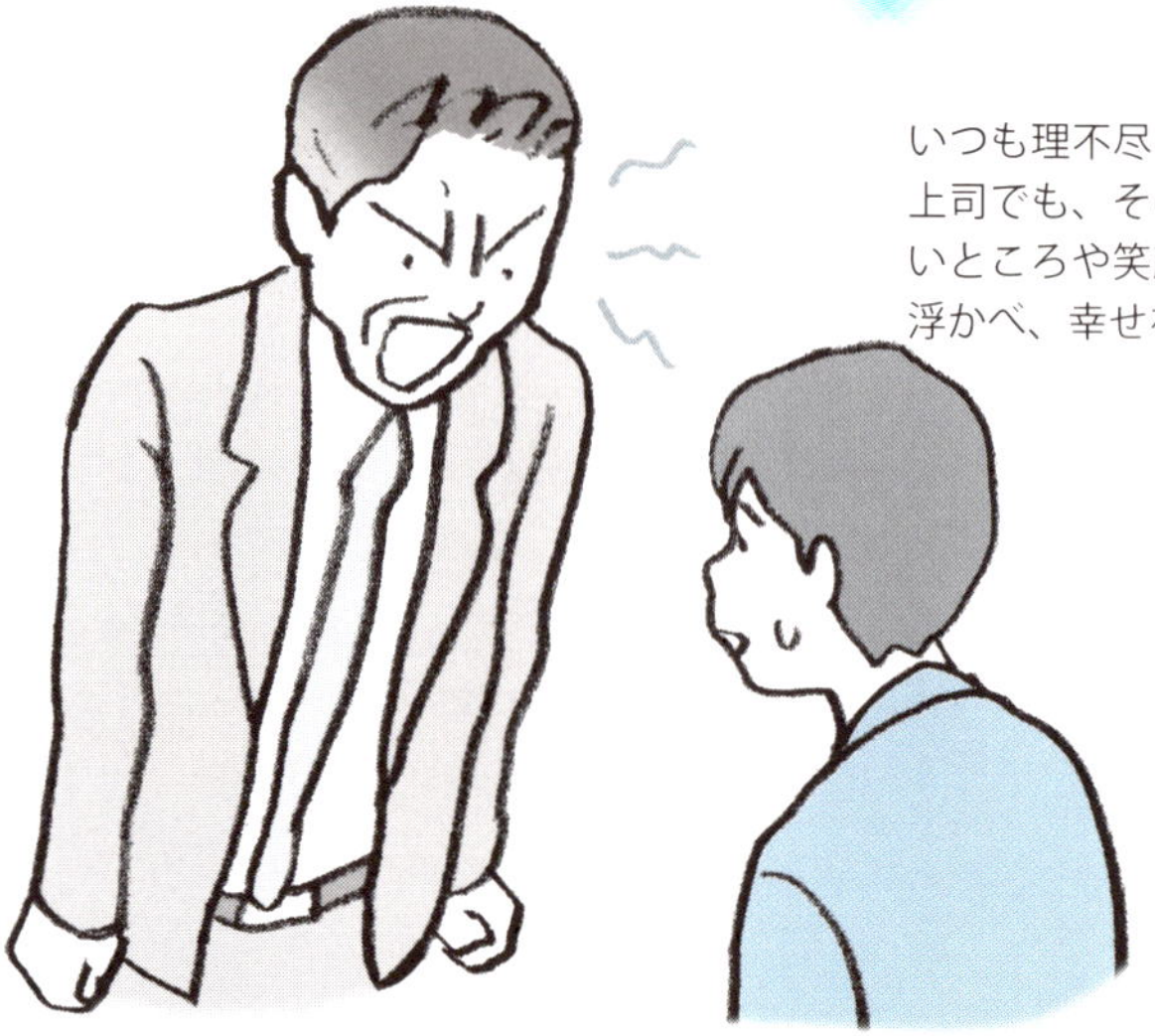

いつも理不尽に怒鳴る上司でも、その人のよいところや笑顔を思い浮かべ、幸せを願う

苦手な人も対象にして

67ページの自分自身、親しい人、付き合いのない人に続いて、以下のフレーズをとなえて嫌いな人などの幸せも願う

4

私の嫌いな人も
幸せでありますように
私の嫌いな人も
苦しみがなくなりますように

厳しい上司や気の合わない隣人など、嫌いな人の幸せを願う。「○○さん」と呼びかけてもよい。

5

私を嫌っている人も幸せでありますように
私を嫌っている人も
苦しみがなくなりますように

自分を嫌っている人、自分や自分のグループと対立している人の幸せも願う。名前を呼びかけてもよい。

6

生きとし生けるもの
すべてが幸せでありますように
生きとし生けるもの
すべての苦しみがなくなりますように

特定の人にかぎらず、すべての人、動物など、生きとし生けるものすべての幸せを願う。虫のように苦手なものを思い浮かべるのもよい。

なにが変わる？

結果を求めず、つねに優しくいられる

人の幸せをくり返し願うことで、優しくおだやかな気持ちになります。自分や他者を優しく受け入れられるようになり、ものごとを悪くとらえて思い悩むことが減ります。

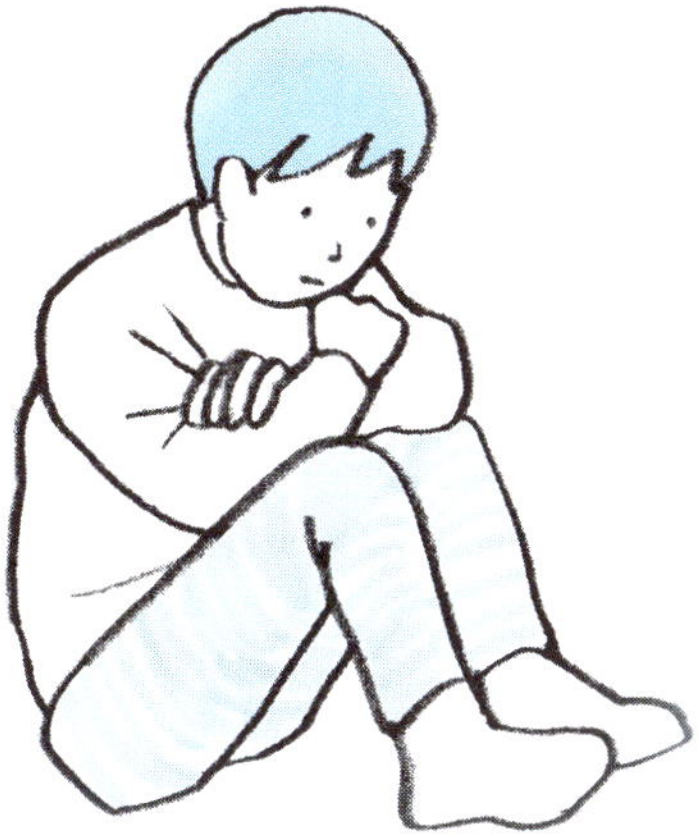

瞑想に集中できなくて気がふさいでも、そんな自分を優しい光で包みこむようにして、いたわることができる

優しくなる

自分に対しても人に対しても、優しくなれる。成功や失敗に一喜一憂せず、おだやかでいられる

エゴがなくなる

「こうしたい」「こうでなければ」といった思いが弱くなり、エゴ（自我）が前に出てこなくなる

人間関係がよくなる

自分を責めたり、人を嫌ってストレスを感じたりすることが減る。他者とつながることに幸福を感じる

瞑想しやすくなる

結果を求めてあせることがなくなり、マインドフルネス瞑想に集中できる。うまくいかなくても自分に優しくなれる

まとめ

心が落ち着き、ほかの瞑想にもつながります

慈悲の瞑想にとりくむと、自分も含めてすべての生き物に思いやりの心を発揮できるようになっていきます。「自分が」と気をはやらせることや、失敗して自己否定することが減ります。人を責めることも少なくなります。その結果、よけいな考えに悩まされなくなり、ほかの瞑想にもとりくみやすくなるのです。

瞑想
7

ちょっとイラッとしたときに「日常の瞑想」

- **日常生活に応用しやすい**
  飲む瞑想、呼吸の瞑想、座る瞑想、立つ瞑想、慈悲の瞑想
- **環境が整えば実践できる**
  食べる瞑想、歩く瞑想、感じる瞑想

どんな瞑想？

生活のはしばしで瞑想をする

食べる瞑想や呼吸の瞑想など、これまでに紹介してきた瞑想を、さまざまな場面で応用的に実践します。ちょっと時間があいたときや、イライラした瞬間、大切な用事の前などに、瞑想によって心の働きを整えるのです。

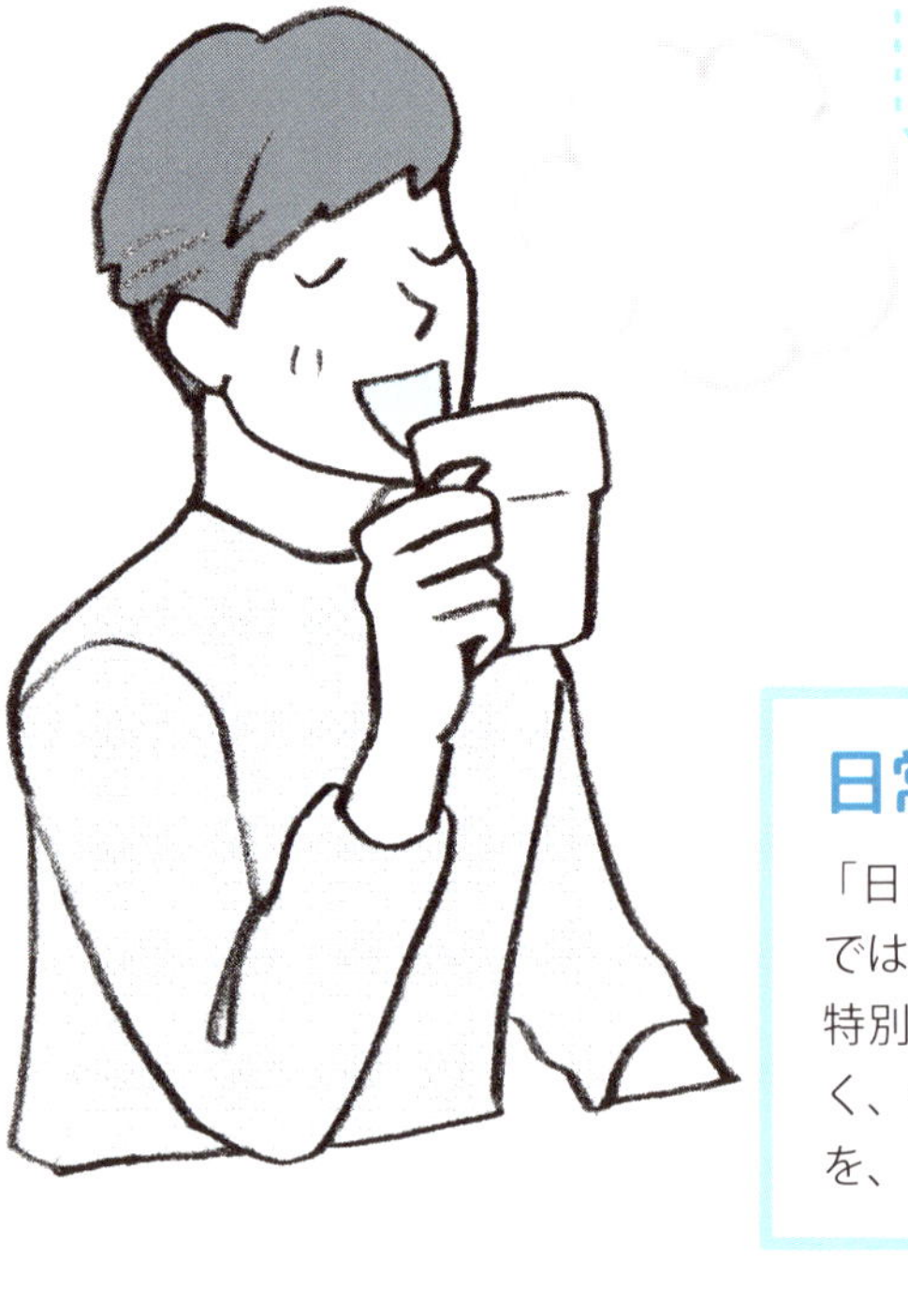

コーヒーをいれて休憩するときに、考えごとをしながら飲むのはやめ、飲む瞑想をしながら楽しむようにする

日常の瞑想

「日常の瞑想」という方法があるわけではない。本書では呼吸の瞑想などを、特別に時間をとって実践するのではなく、生活の合間にうまく活用することを、日常の瞑想として紹介している。

電話をかけるとき、急いでいなければ、呼吸の瞑想や慈悲の瞑想を5分ほどおこなう。よけいな思いが消え、優しく話せる

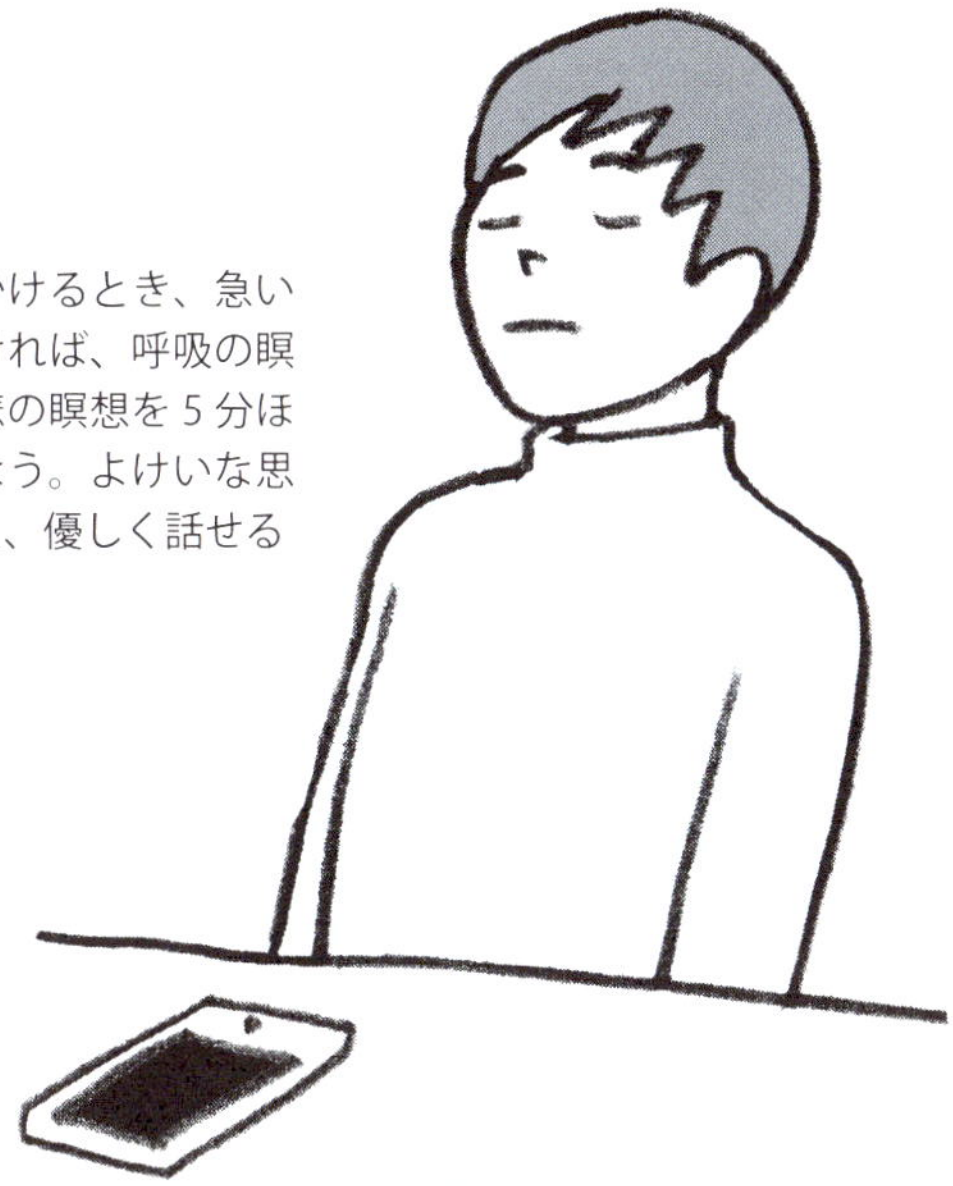

やってみよう

心落ち着く時間をつくっていく

10分間のマインドフルネス瞑想をくり返し実践していると、感覚に意識を集中するコツが身につきます。そうして基礎が体得できれば、ちょっとした空き時間に数分間、瞑想をおこなえるようになります。心落ち着く時間が増えていきます。

時間の余裕をつくる

つねに先のことを考え、動き続けることをやめる。数分でもよいので余裕をつくり、呼吸の瞑想などにとりくむ

移動時間を長くとる

次の用事に向けて、ギリギリになってから移動するのではなく、余裕をもって出て、歩く瞑想で景色を感じる

なにもしない時間をもつ

用事をつめこむのはやめる。1日のなかになにもしない時間帯をつくり、その時間に瞑想をしたり、休憩をとったりする

なにもかも瞑想にしなくてもよい

慣れてくると、生活のはしばしに瞑想を活用できるようになりますが、たとえばドアを開けるときまで「ドアノブを回します」などと瞑想する必要はありません。

生活はいままで通りに送り、なにもすることのない時間をつくれるときに、瞑想をとり入れるようにしましょう。

瞑想 7

日常の瞑想

もっとやってみよう

イライラしたとき、感覚に気づきを向ける

日常の瞑想をくり返していると、瞑想の基礎体力のようなものが育ち、さまざまな場面で瞑想できるようになります。イライラしたときに瞑想し、感情を放置できるようになる人もいます。

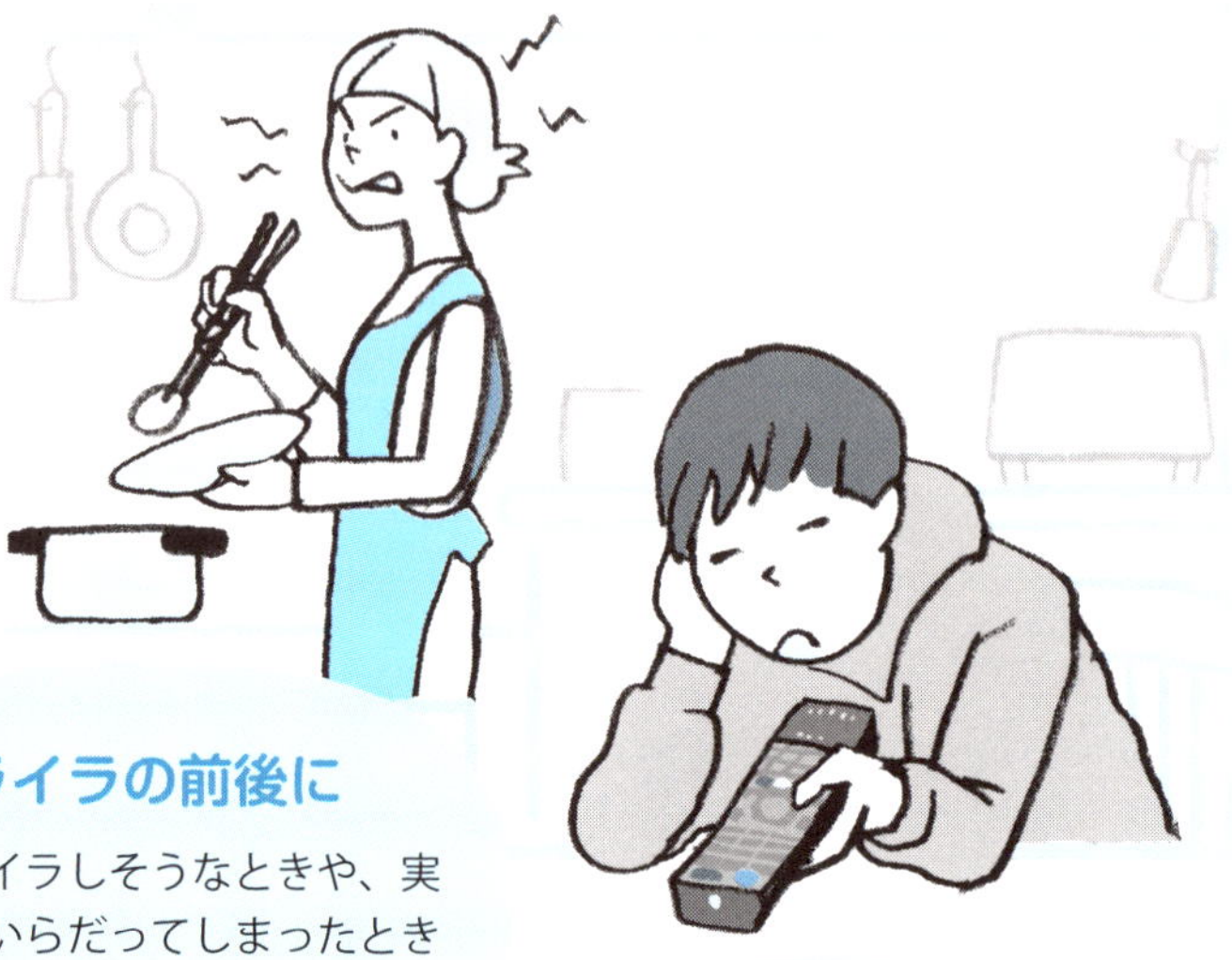

ダラダラしていないで、少しは手伝ってくれればいいのに！

家族の態度にいらだち、うまく対処できない場合には、少し時間をとって瞑想をするとよい。怒りを「感情」と認識し、いまの感覚に集中する

イライラの前後に

イライラしそうなときや、実際にいらだってしまったときに、怒りをためこまず、日常の瞑想にとりくむ

呼吸の瞑想から

イライラには呼吸の瞑想からはじめて、慈悲の瞑想にとりくむとよい

外に出るのもよい

対話中のトラブルなどで、その場では落ち着けない場合は、一度外に出て呼吸の瞑想や歩く瞑想をするのもよい

反発するのはドゥーイング・モード

イライラしたとき、人のせいだと考えて怒ったり、やり返したりするのは、ドゥーイング・モード（24ページ参照）の行動です。

期待はずれのことや間違ったことに反応して、落ち着いたふるまいができない状態になっています。瞑想によって、モードを切り替えましょう。

なにが変わる？

落ち着いて行動できるようになる

日常の瞑想を実践すると、心の余裕を失ってイライラすることが減ります。心の働きが整理され、よけいなことを考える時間が減るため、以前よりも落ち着いて行動できるようになるのです。

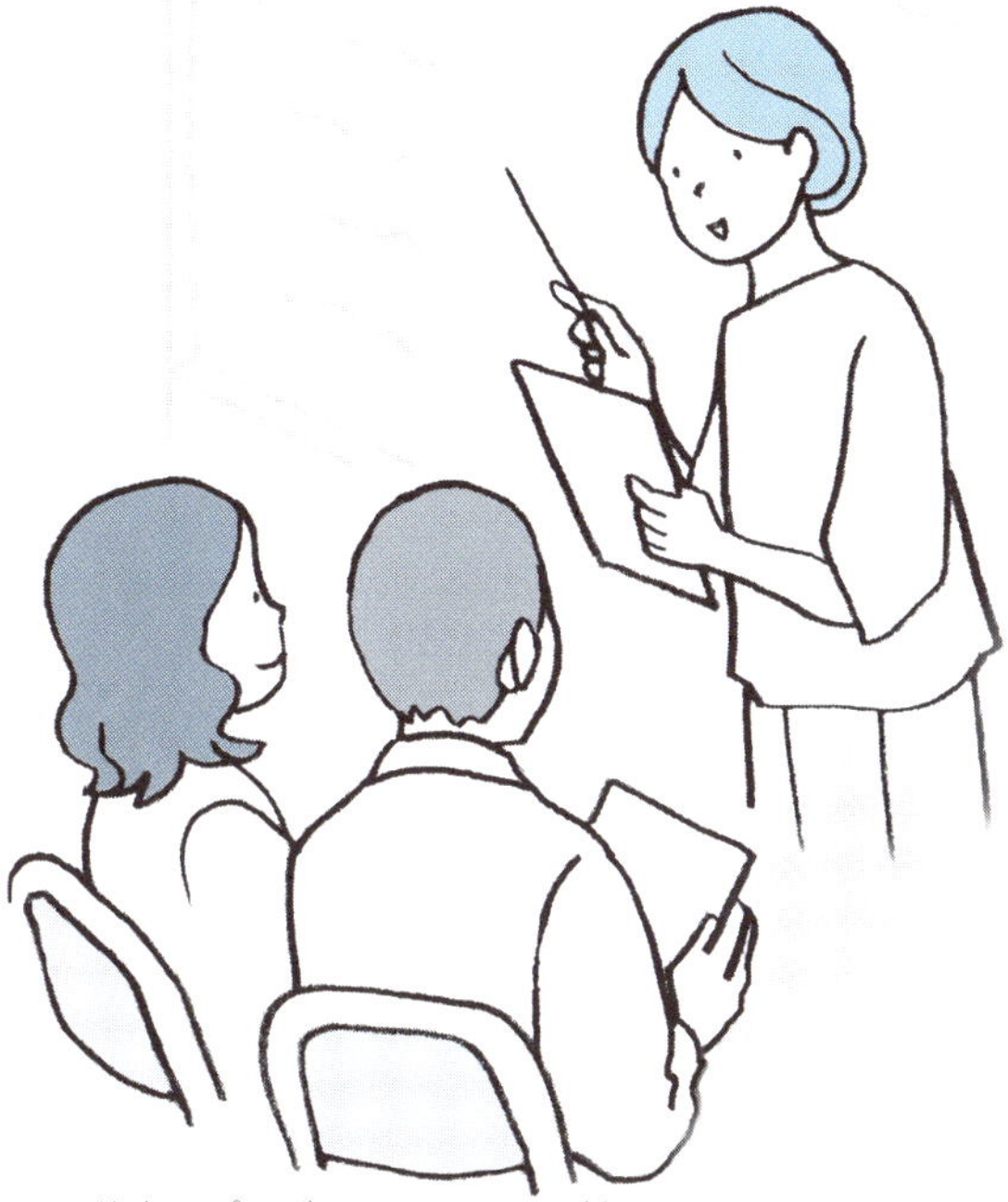

仕事のプレゼンテーションの前に日常の瞑想を実践しておけば、落ち着いて発表にのぞめる

感情に流されない

瞑想によって、自分と他者のありのままを受け入れられる。感情に流されず、適切な行動をとれるようになっていく

トラブルが減る

感情的になって行動することが減るため、トラブルが起こりにくくなる。家庭でも職場でもおだやかにすごせる

生活しやすくなる

自分からトラブルを起こすことが極めて少なくなり、生活しやすくなる。そして余裕ができ、瞑想する機会をもてる

まとめ

基礎が身についてからとりくみましょう

日常の瞑想は生活のなかで柔軟に実践していくものですが、それだけの対応力をもつためには、瞑想の基礎にしっかりとりくむ必要があります。呼吸の瞑想などを毎日10分、時間をとって実践し、基礎を身につけてからでなければ、日常生活のなかで短時間の瞑想をおこなうことはできません。

瞑想を続けよう

なにも考えない ビーイングな一瞬が生まれる

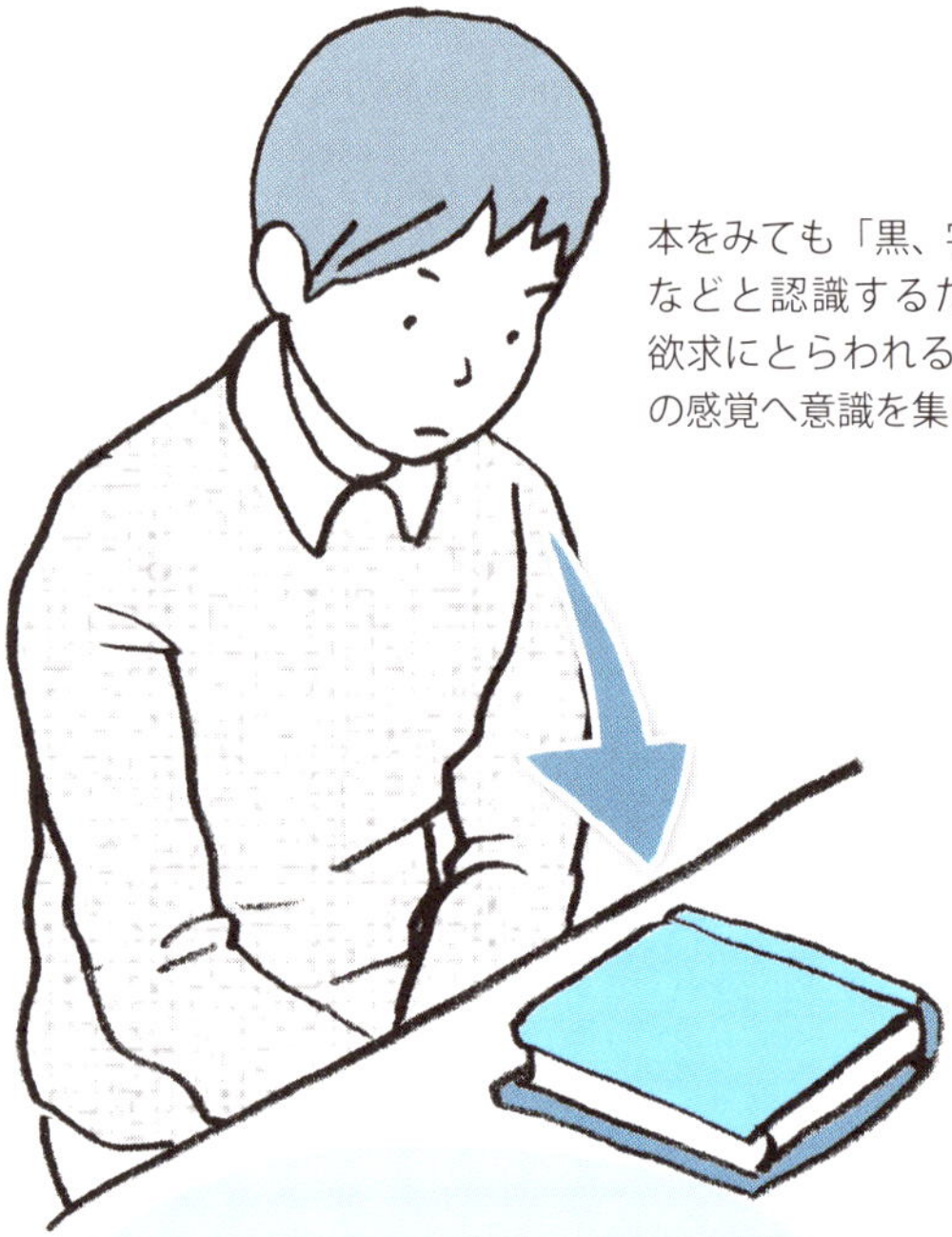

本をみても「黒、字、本」などと認識するだけで、欲求にとらわれる前に体の感覚へ意識を集中する

しくみを理解する

続けていれば 考えは必ず止まる

　マインドフルネス瞑想の基本は「感覚に気づくこと」であり、その結果、「考えに反応しないこと」です。そのしくみを理解して、感覚に意識を集中していれば、考えにコントロールされなくなります。

瞑想の基本は感じとること

人は本をみるとき、まず視覚で色や字を感じとる。そして本と考え、読みたいと思う。それが叶わないと苦しくなる。瞑想ではその流れのなかで感覚や考え、思いにただ気づくだけで、反応しない

考えない一瞬が生まれる

最初のうちは本をみれば自動的に手にとりたくなる。しかし瞑想を続けるうちに、欲求に気づき、欲求が生まれても感覚に意識を戻せるようになって、考えに振り回されない瞬間が生まれる

実践を続けるコツ

欲求を手放し、判断をしない

最初のうちは、瞑想を無意味に感じる瞬間や、出来に一喜一憂することがあります。しかしそこで瞑想をやめたりせず、しばらく続けることが重要です。続けることで欲求や判断に気づき、いま感じていることに集中できるようになっていきます。

欲求を手放す

瞑想をはじめると、自分の内なる欲求がそれを邪魔しはじめる。「こんなことをしても無駄だ」といった気持ちがわき起こり、ほかにしたいことが思い浮かぶ。それを欲求として認識し、放置する

判断をさける

瞑想中に「いま成功した」「うまくいった」などと判断し、自己評価をしていると、それ自体が考えになってしまい、ビーイング・モードから遠くなる。なにも評価せず、感覚をつかむことに集中する

正しく認識できる

感覚に意識を集中していると、ものごとへの執着がやわらぎ、欲求や判断が気にならなくなっていく。考えない一瞬が生まれ、ものごとを正しく認識できるようになる

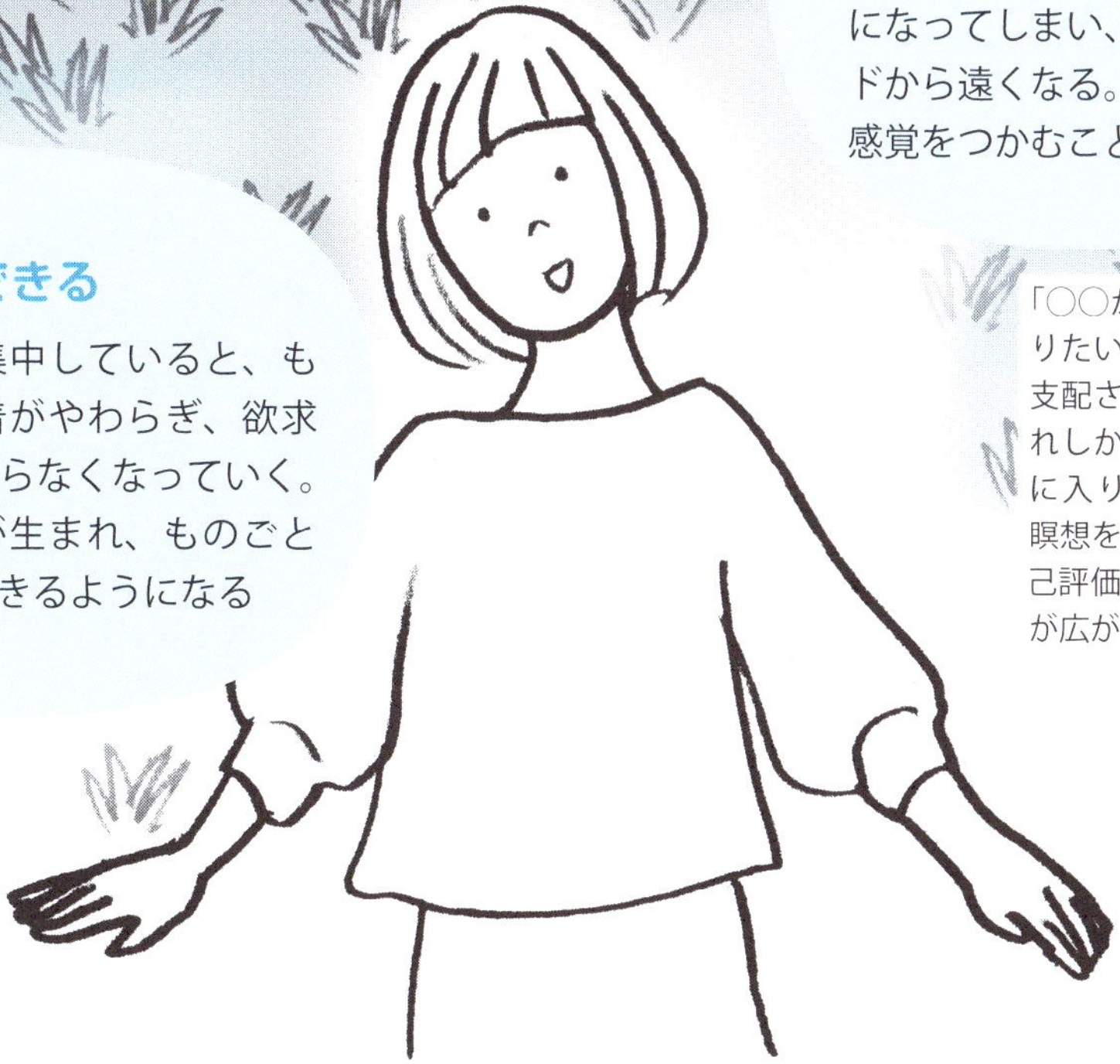

「○○がしたい」「○○でありたい」といった気持ちに支配されているときは、それしかみえず、暗い草むらに入りこんだような状態。瞑想を続けるうちに欲求や自己評価から解放され、視野が広がっていく

瞑想を運動のように習慣化していく

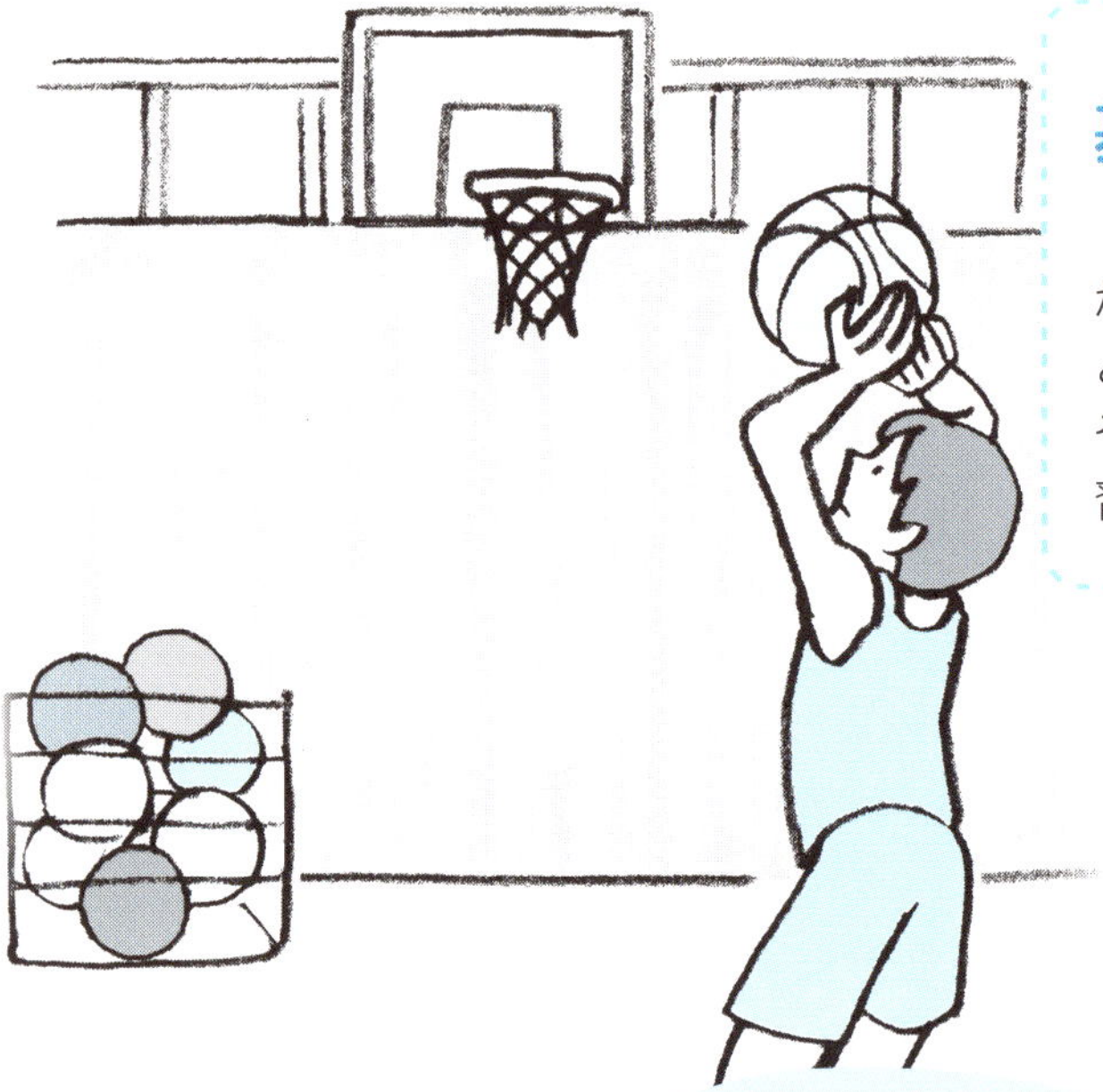

スポーツで基礎を身につけたあと、反復練習をするのと同じように、瞑想をくり返し実践する。シュートが入らなくても打ち続けるのと同じで、瞑想も結果を気にせずとにかく続ける

しくみを理解する

基本をくり返し実践する

瞑想を続けようと思っていても、忙しかったり、効果を実感できなかったりすると、実践が途絶えてしまうこともあります。そのときは、瞑想を運動のようにとらえて、習慣化していくのもよいでしょう。

基本を身につける

最初の２～３週間は、瞑想の基本を身につける期間。本に書かれた方法にとりくみ、効果がすぐに実感できなくても毎日実践を続ける

練習のようにくり返す

２～３週間ほどたつと、感覚に意識を向けることに慣れてくる。そのあとは身についたことを運動の練習のように、習慣的におこなう

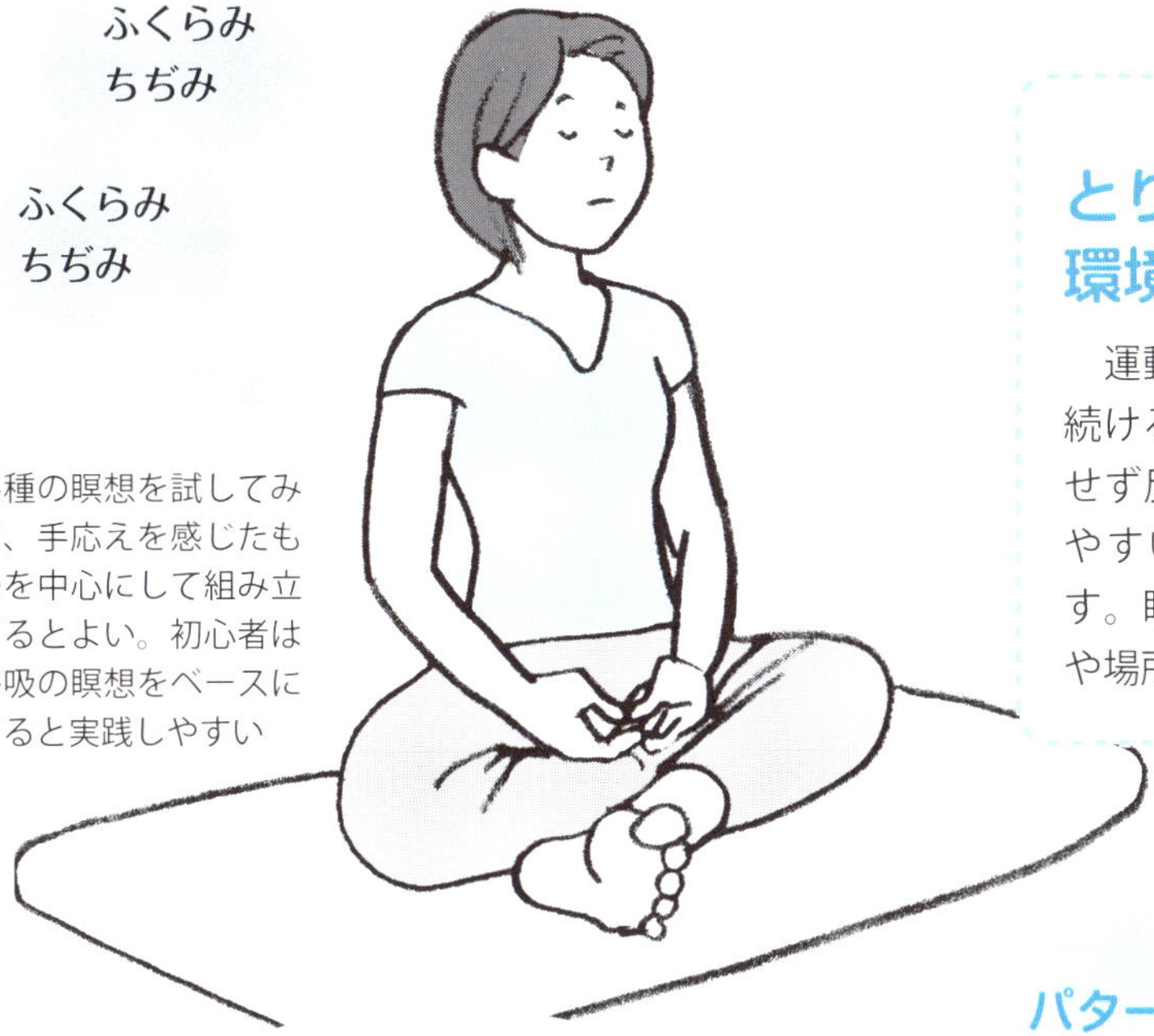
ふくらみ
ちぢみ
ふくらみ
ちぢみ

各種の瞑想を試してみて、手応えを感じたものを中心にして組み立てるとよい。初心者は呼吸の瞑想をベースにすると実践しやすい

実践を続けるコツ

とりくみやすい環境をつくる

　運動の練習をイメージすると、続けるコツもみえてきます。無理せず反復できるように、とりくみやすい環境をつくればよいのです。瞑想に集中しやすいパターンや場所を整えましょう。

パターンをつくる

各種の瞑想から、自分が集中しやすいものでパターンを組み立てる。「呼吸・慈悲・立つ・歩くの順で5分ずつ」など、組み合わせは自由

場所や時間を決める

45ページでも紹介したように、瞑想するスペースを整えると、習慣が続きやすい。時間帯を決めておくのもよい

アプリを活用する

運動と同じで、各種のアプリでタイマーをかけたり記録をつけたりすると、瞑想が習慣として定着しやすくなる

続かないのはなぜ？

「運動のように習慣化して」と考えていても、瞑想が三日坊主に終わってしまうことはあります。

　仕事で忙しかったり、やる気が出ない日があったりするわけですが、そのほとんどに「瞑想以外のことがしたい」という内なる欲求が関わっています。病気やケガ、不調で実践できないときをのぞけば、基本的には欲求のしわざだと考えてよいでしょう。

　逆説的になりますが、三日坊主に終わってしまう人こそ、瞑想を続けてください。そうすれば欲求を手放せます。

満員電車など、外出先でもできるように

社員食堂のようににぎやかな場所でも、人の少ないスペースであれば、食べる瞑想ができるようになる

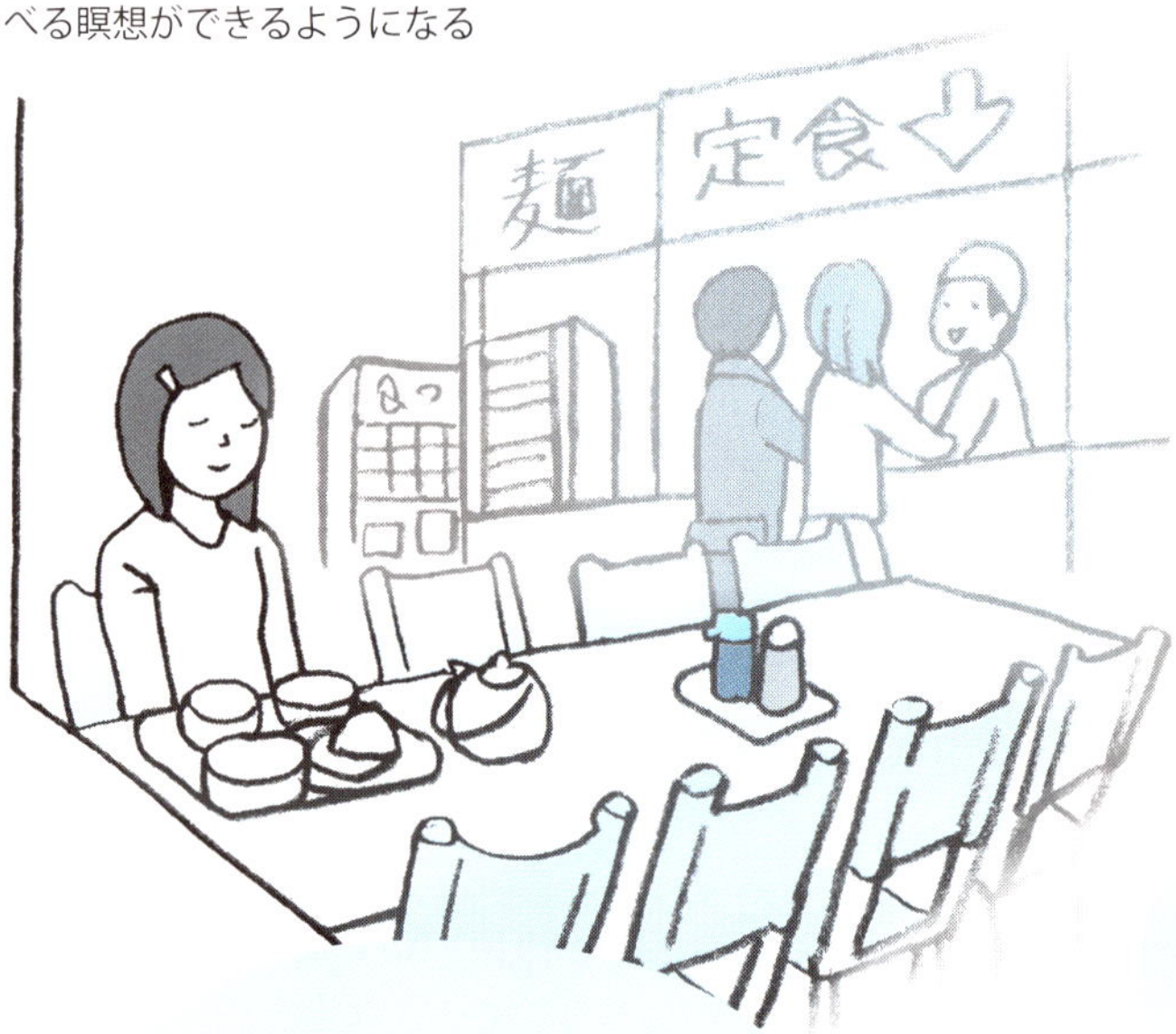

しくみを理解する

家でできることはどこでもできる

マインドフルネス瞑想は、基本的には場所や時間を選ばずにできるものです。最初は自宅でひとり、集中しておこなうほうがよいのですが、慣れてくれば、家でできたことはどこでもできるようになります。

家で基礎にとりくむ

呼吸や歩く動作などに気づきを向けることは、最初のうちは難しい。まずは家で 10 分間しっかりと集中し、基礎を身につける

外出先でも応用する

瞑想に慣れてくると、外出先など集中しにくい環境でも瞬間瞬間の感覚に気づけるようになり、応用的な実践が可能になる

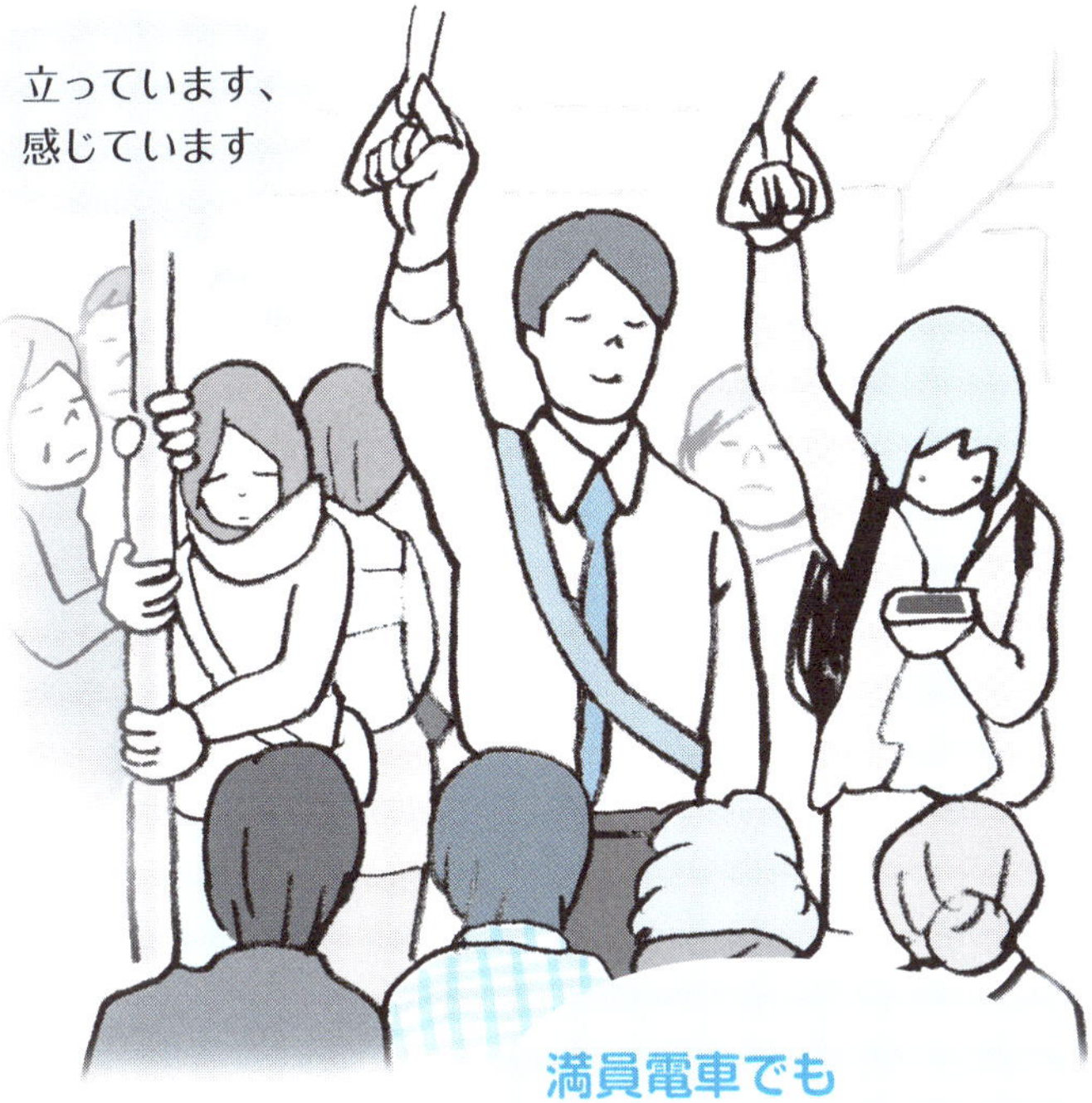
立っています、
感じています

満員電車で足の感覚を意識の中心におき、立つ瞑想をする。たとえ人にぶつかられても、それは一瞬の痛みだと気づき、イライラせず、落ち着いていられる

実践を続けるコツ

考えこんでしまう場面で活用する

自宅での瞑想が習慣化してきたら、外出先でも試してみましょう。通勤中や仕事中に考えこんでしまいそうなとき、立つ瞑想や座る瞑想、歩く瞑想をおこないます。そうして実践を広げるのも、瞑想を長く続けるコツのひとつです。

満員電車でも

人が大勢いて声も物音も多く、集中できないと考えがち。しかし立つ瞑想や座る瞑想をすることで、むしろすべては音などの感覚にすぎないことに気づく

職場でも

職場でまわりの話し声に「うるさい」「イライラする」と感じたとき、休憩をとって座る瞑想や歩く瞑想をおこなうと、考えにとらわれていることに気づく

外を歩いていても

交差点で信号が変わるのを待っている間にも、立つ瞑想や感じる瞑想を実践できる

時間を忘れる瞬間をつくる

現代社会では多くの人が忙しく生活しています。そのなかで瞑想の時間をつくるのは難しいかもしれませんが、ここで解説したように、満員電車でも職場でも、瞑想をすることはできます。

忙しい一日のなかに、時間を忘れられるような、ゆったりとした瞬間が生まれます。それはストレスの解消にもつながります。ぜひ瞑想を続けてください。

理解に役立つ用語集 3

八正道《はっしょうどう》

瞑想の参考になる 8つの正しい道

仏教では、悟りにいたるための8つの正しい道があるとされています。

正見《しょうけん》、正思惟《しょうしゆい》、正語《しょうご》、正業《しょうごう》、正命《しょうみょう》、正精進《しょうしょうじん》、正念《しょうねん》、正定《しょうじょう》の8つです。

悟りにつながる考え方なので、いずれもマインドフルネス瞑想に参考になるものですが、とくに正見と正念は、瞑想そのものといってもよいでしょう。

正見とは、ものごとを正しくみて、正しい見解をもつこと。そして正念とは正しく念じること、正しい気づきのことです。仏教でははるか昔から、このような言葉を使って、マインドフルネスを伝えてきたのです。

ほかの6つも、正思惟は考え方、正語は言葉、正業は行動、正命は仕事、正精進は努力、正定は精神統一について、正しくおこなうように示しています。ものごとを正しくみるようにすれば、考えや言葉、行動も正しくなっていくということが、よくわかります。

8つの道を理解しておくと、瞑想のポイントや効果がよりイメージしやすくなるでしょう。

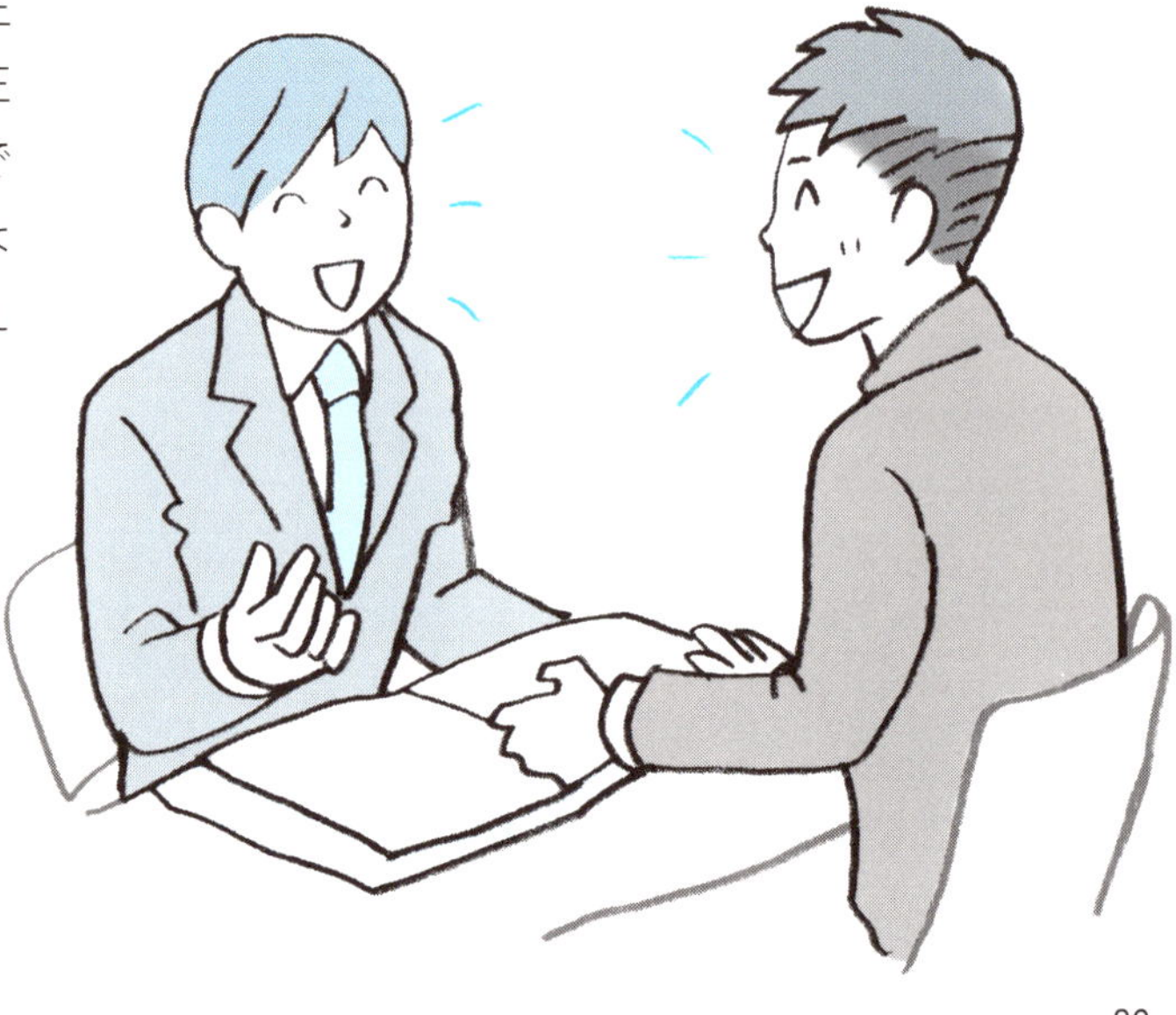

よけいな心配や憶測をせず、相手を正しくみることができれば、トラブルは減る

4

うまく できないときの 対処法

この本では初心者向けの
マインドフルネス瞑想を紹介していますが、
それでもはじめて実践する人は、
うまくいかないこともあるでしょう。
そのときは、86 ページの
チェックリストを使って対処法を調べ、
やり直してみてください。

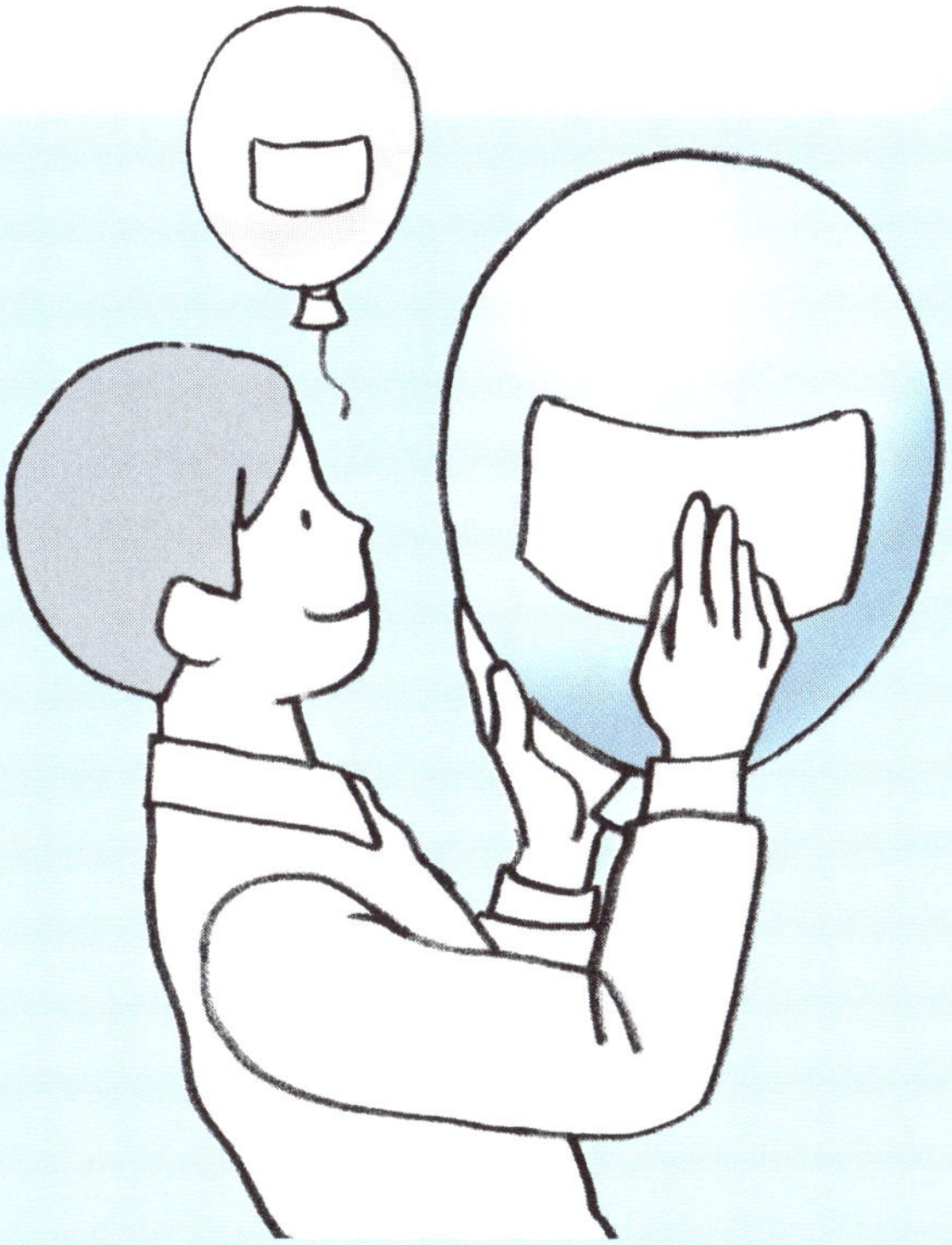

よくある悩み

やってみたけど、できた気がしない

手応えも効果も感じられない

瞑想をはじめた人の多くが、最初に「どうもできた気がしない」という悩みに直面します。

瞑想は形のないものです。実践しても、点数も成果物も残りません。そのため、手応えや効果がなかなか実感できないのです。

しかし、そのように悩むこと自体が、じつは瞑想になっています。感覚に意識を向けることを実践してみると、それが簡単ではないと気づきます。そう気づくことが、瞑想の第一歩なのです。

「できない」と悩むのは、悪いことではありません。そして、対処法もあります。あきらめずに実践を続けていきましょう。

瞑想をしても生活が変わらない？

本を読んだり体験会に行ったりして瞑想を学び、その通りに実践してみても、いまひとつ手応えを感じないという場合もあります。悩みもイライラも解消せず、結局瞑想をやめてしまう人もいます。

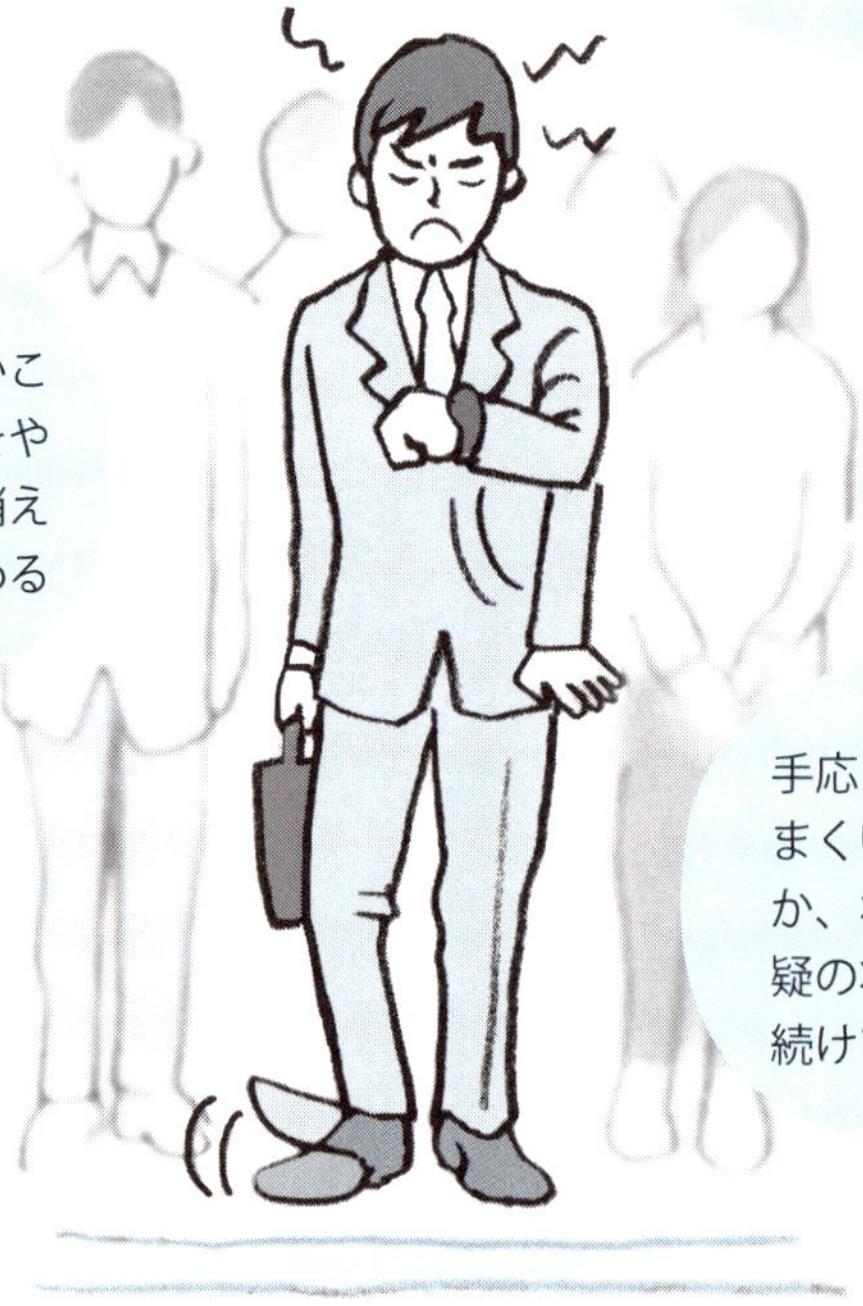
瞑想にとりくんでいるのに、仕事へのいらだちやストレスが解消しない。苦しい日々が続いている
効果がなかなか出ないことに失望して、瞑想をやめてしまう。悩みは消えないものだとあきらめる
手応えがなく、瞑想がうまくいっているのかどうか、わからない。半信半疑の状態で、なんとなく続けている
電車の到着が予定よりも遅れただけで、イライラしてしまう。瞑想の効果が感じられない

実践者によくある悩み

瞑想にとりくみはじめたとき、「うまくできた気がしない」「効果が感じられない」と思うのは、じつはよくあることです。最初は不安や失望を感じるものですが、それも整理し、対処していけば、やがて瞑想に手応えを感じられるようになります。

用事が頭をよぎって集中できない

体の感覚に意識を向けようとしても、用事が気になって集中できないことがあります。「これもしなければ」「あれもしなければ」などと考え出し、10分間も座っていられず、瞑想を中断してしまうのです。落ち着いて瞑想にとりくむ時間がなかなかつくれず、いつしか瞑想を実践しなくなっていきます。

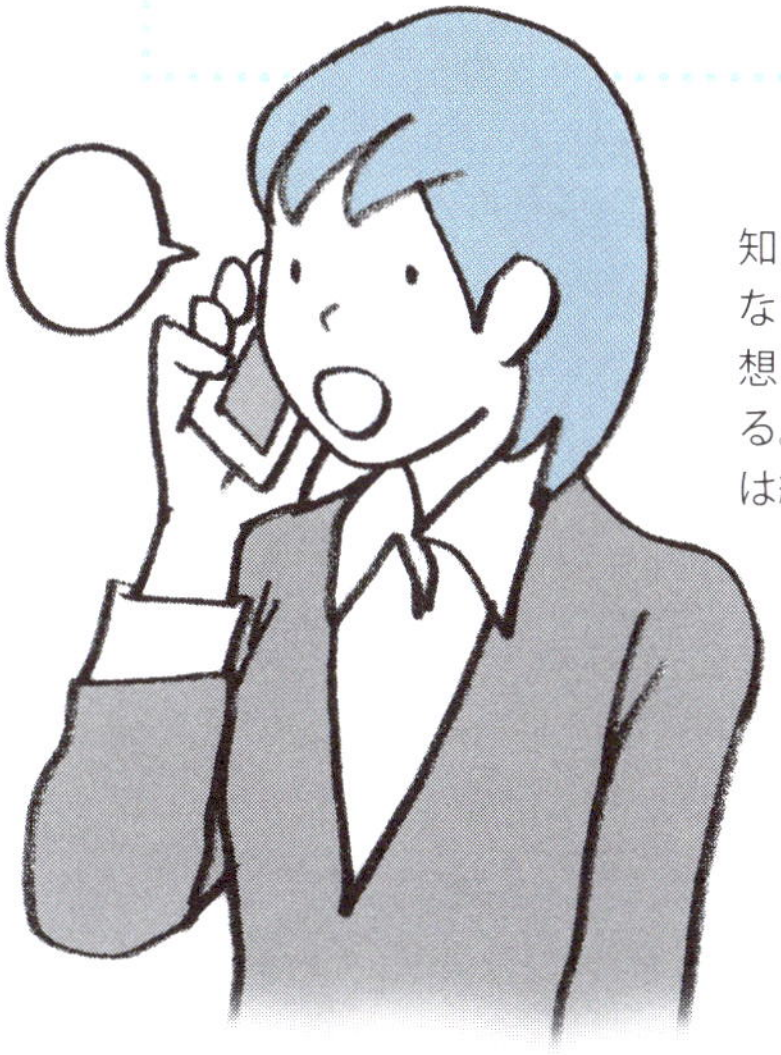

知人に伝えなければいけないことを思い出し、瞑想をやめて電話をかける。そしてそのまま瞑想は終わりにする

気持ちは落ち着くが、眠くなる

瞑想をすると心身がリラックスし、落ち着くことはできるものの、そのままウトウトとして、眠ってしまうという人もいます。よい休息にはなっていますが、体の感覚や欲求に気づき、心の働きを整えることはできていません。気持ちが楽になったようでいて、悩みの解消につながっているかというと、そうでもありません。

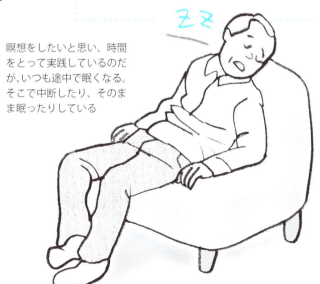

瞑想をしたいと思い、時間をとって実践しているのだが、いつも途中で眠くなる。そこで中断したり、そのまま眠ったりしている

次のページへ続く

自分には向いていない気がする

実践してみたものの、瞑想中に感じることが「体の感覚」なのか「思考」なのか、よくわからないという悩みもあります。専門家に相談できればよいのですが、そのような機会もなく、結局、なにに気づけばよいのかがわからなくなり、瞑想は自分には向いていないと考え、実践をやめてしまいます。

瞑想をするよりも、カラオケでストレスを発散するほうが自分には合っていると感じる

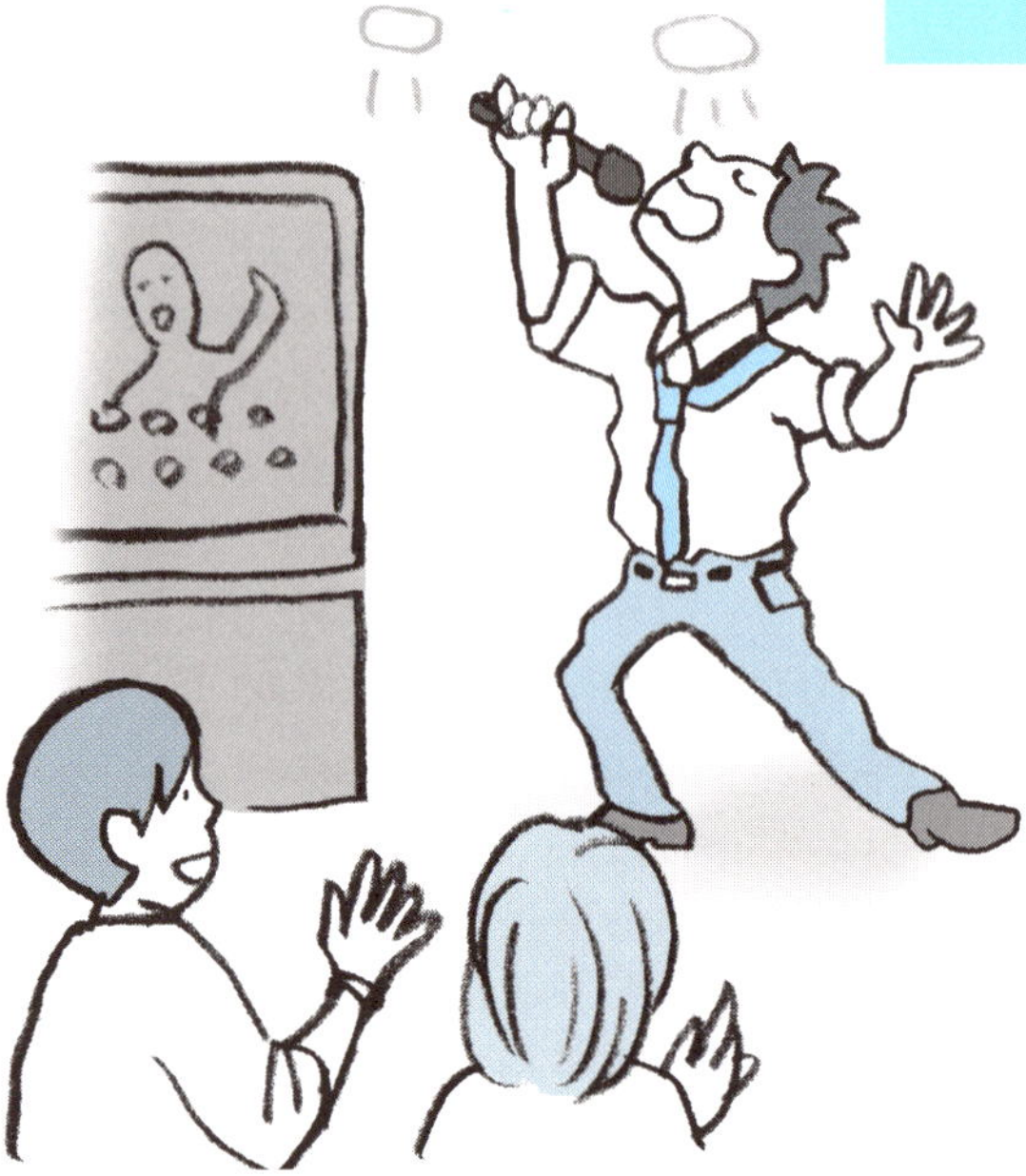

うまくできなくて、精神的につらい

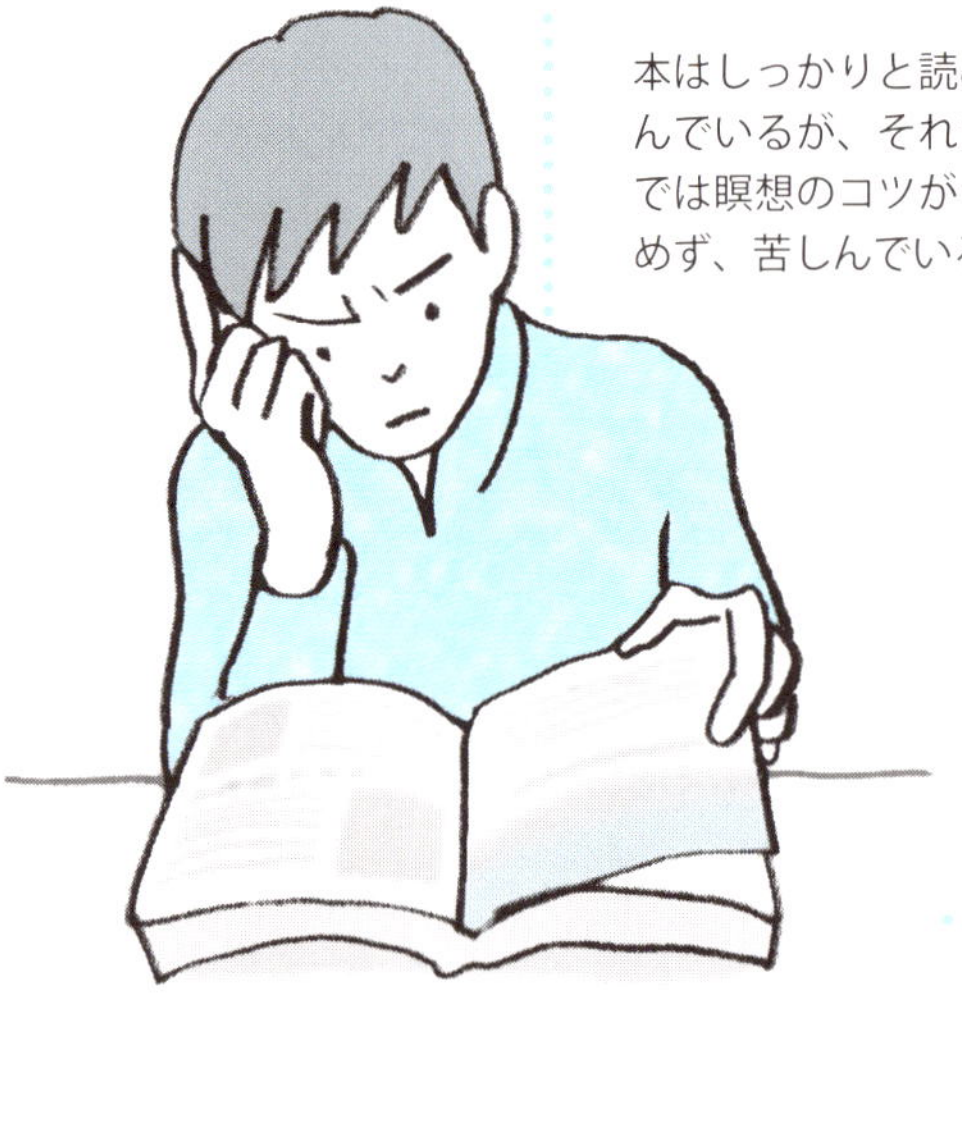

本はしっかりと読みこんでいるが、それだけでは瞑想のコツがつかめず、苦しんでいる

本を読んで瞑想のことをよく理解し、一生懸命実践しているのに、体の感覚に気づけないという人もいます。まじめな人は、瞑想の成功を願うあまり、気がはやって「ちゃんと気づかなきゃ」などと考え、自分を追いこむこともあります。精神的につらくなっていき、瞑想をする前より状態が悪くなってしまいます。

● どんな悩みにも対処法がある ●

本で読んだ瞑想が、その通りに実践できないというのは、よくあることです。気を落とさずに、実践を続けましょう。人それぞれに悩むところは異なりますが、どの悩みにも対処法があります。

毎日瞑想をしているわりには、気持ちがすっきりしない

瞑想に時間を使わず、仕事を少しでも進めたほうがいいのかも

自分は思慮不足で、瞑想には向いていないのかな

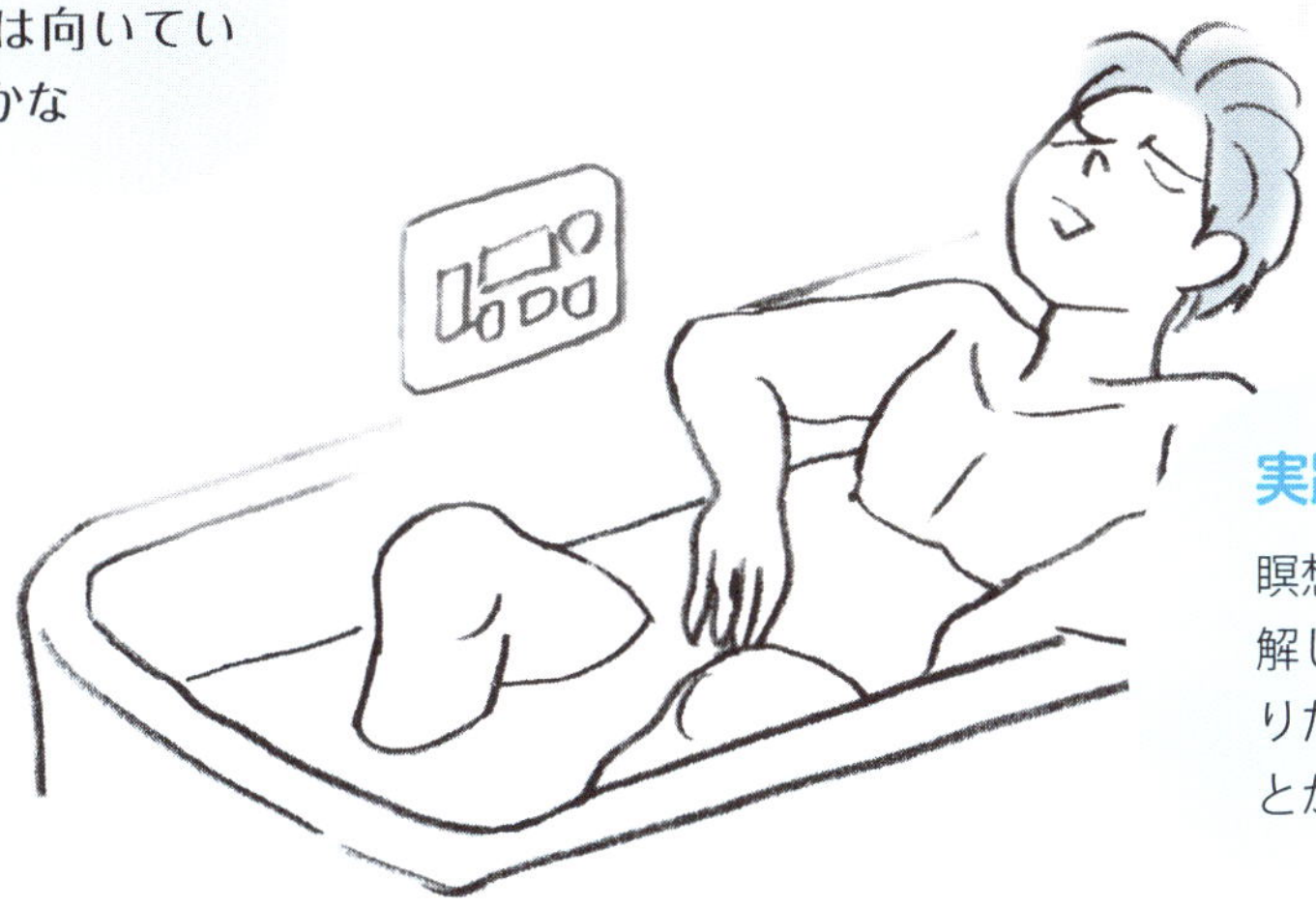

瞑想をしても悩みがなくならず、むしろ瞑想がうまくいかないという悩みまで増えてしまって、ため息が出る。しかし、その悩みに対処する方法は必ずある

実践して悩む

瞑想を実践。自分なりに理解してとりくんでいるつもりだが、うまくいかないことがあり、悩みはじめる

↓

悩んでいる自分に気づく

「うまくいかない」と悩むのはドゥーイング・モード。チェックリスト（86ページ参照）のようにさまざまな悩みがあるが、悩んでいる自分にただ気づければ、それでよい

←

対処法にとりくむ

専門家に相談したり、本でヒントを読んだりして、「うまくいかない」ところに対処していく

瞑想チェックリスト

うまくできないと感じるのはどんなところ？

チェックリスト

当てはまる項目にチェックを入れ、
その対処法のページを読んでみてください。

1
日によって、集中できる日とそうではない日がある。うまくいかない日は、瞑想前よりも落ちこんでしまう

2
心のなかの実況中継を気にしすぎて、動作がぎこちなくなってしまう。それがまた気になって、集中できない

3
座る瞑想のように楽な姿勢でおこなうものでも、腰やひざなど体の一部に痛みがあり、10分間続けられない

4
瞑想の意味や効果をいまひとつ信じられない。人にすすめられて実践しているが、どうにもやる気が出ない

5
どうしても雑念が消えない。感覚に集中しようとしても、考えばかりが浮かんで、結局考えごとのようになる

6
しっかりと睡眠をとったあとでも、とくに疲れがなくても、瞑想をはじめると眠くなる。5分も続かない

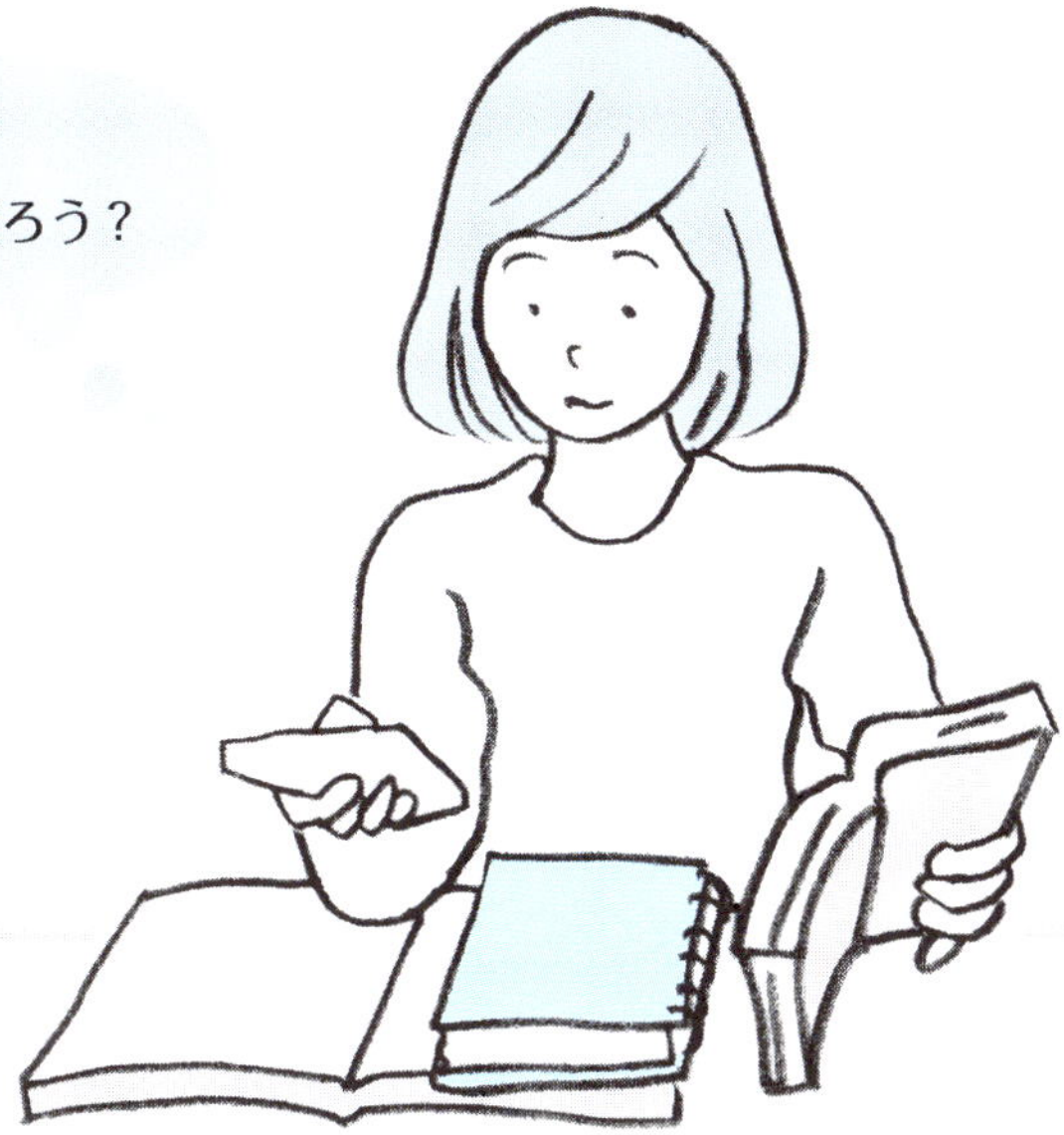

瞑想の本をいくつも読み、インターネットでもいろいろと調べているが、うまくいかない。どうすればよいのだろうか

対処法

各項目の対処法や解説が以下のページにあります。参考にしてみてください。

1 ……P97「実践を続ける」
2 ……P93「感想を語り合う」
3 ……P90「つらい日は休む」
4 ……P93「いっしょに実践」
5 ……P88「前進だと考える」
6 ……P91「瞑想を楽しむ」
7 ……P94「サイクルを経験する」
8 ……P95「あせらずに続ける」
9 ……P96「結果を気にせず実践」
10 ……P89「ラベリング」

9

いくら瞑想をおこなっても、悩みがまったく減らない。嫌なこと、つらいことばかりで、効果が感じられない

□

7

本を読んでもやり方がよくわからない。本に書かれているようにできている気がしない。自分には無理だと感じる

□

10

心のなかで実況中継をするときの基準がわからない。感覚や思考、感情、妄想など、言葉の使い方に迷う

□

8

ひと通り実践できていると思うが、満足感がない。気持ちがちょっと整理できたという程度の実感しかない

□

できないときの対処法

雑念が浮かんだら、それも観察する

悩みの受け止め方

雑念に気づくのも前進だと考える

　瞑想をするといつも雑念が浮かび、うまくいかないという人は、受け止め方を変えましょう。雑念が浮かぶのは、瞑想をしている証拠です。体の感覚に集中したから、自分には雑念があるのだと気づいたわけで、実践は進んでいます。大丈夫です。

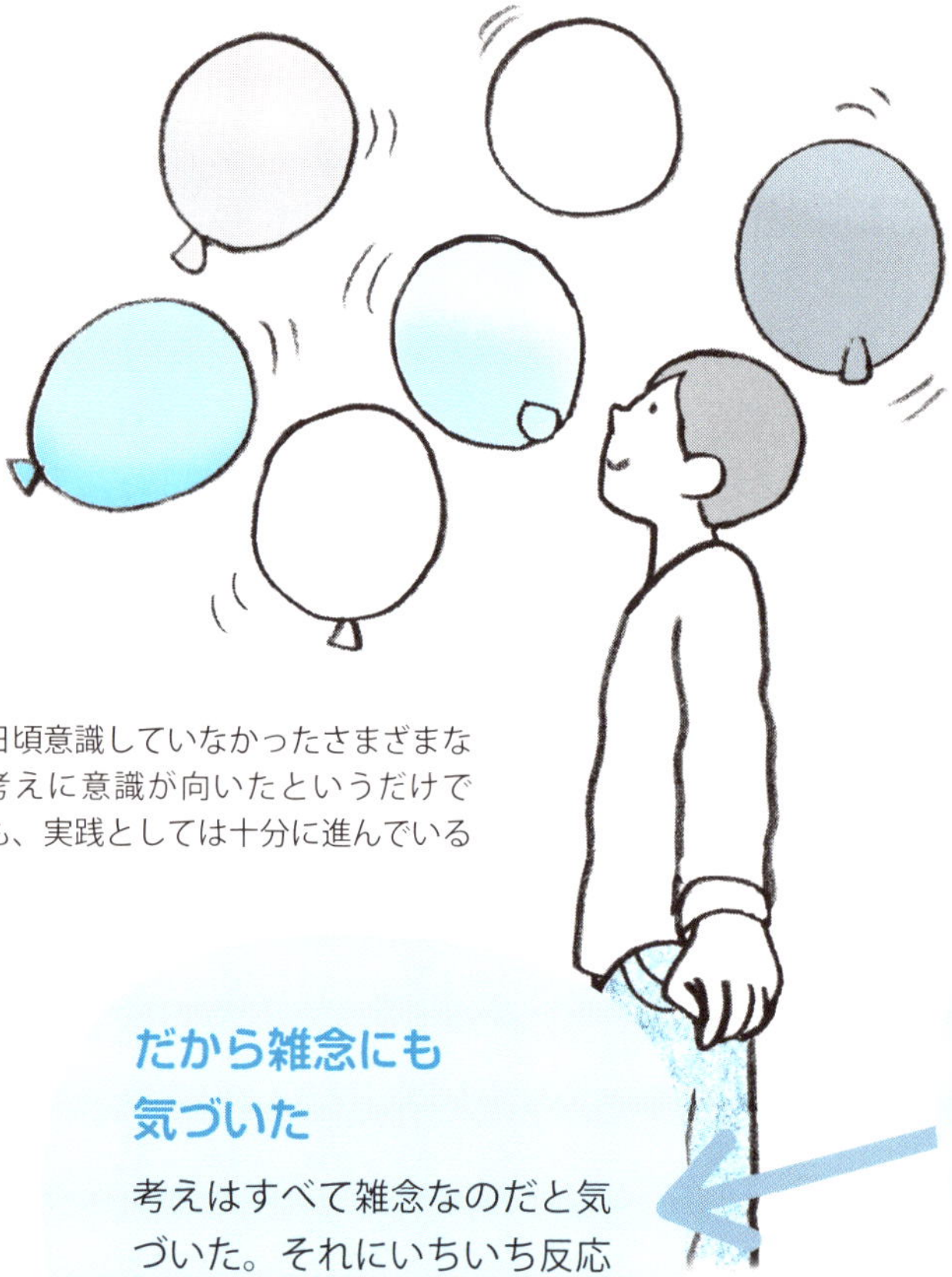

日頃意識していなかったさまざまな考えに意識が向いたというだけでも、実践としては十分に進んでいる

瞑想で心が整いはじめた

体の感覚に気づきを向けることで、感覚や考えは一瞬一瞬に連続してわき起こるものだとわかってきた

だから雑念にも気づいた

考えはすべて雑念なのだと気づいた。それにいちいち反応し、振り回されなくてもよいのだとわかってきた

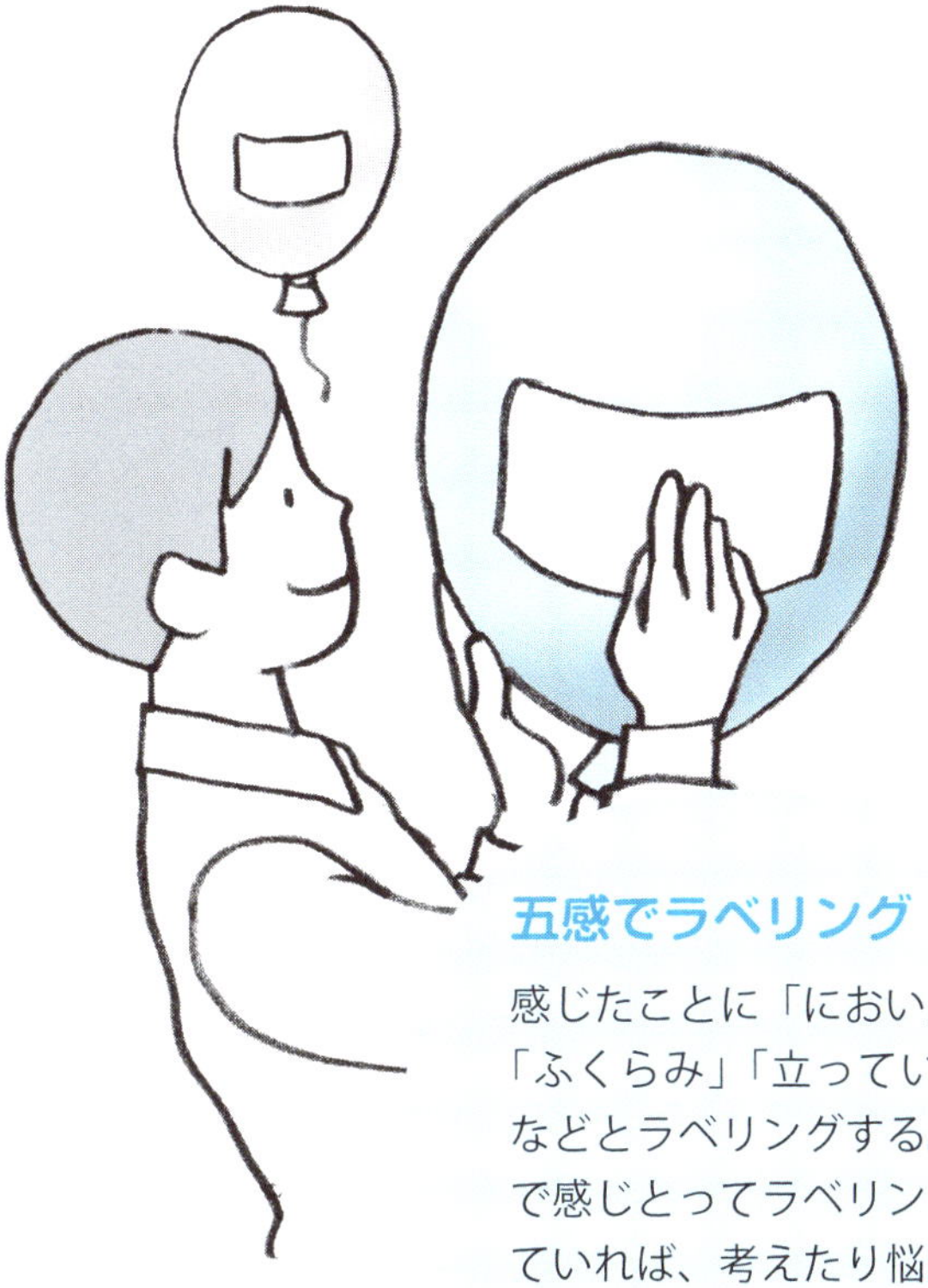

悩みの対処法

雑念に「ラベル」を貼っていく

雑念に気づいたら「考え」と心のなかで実況しましょう。考えには「考え」というラベルを貼るイメージです。それが終わったら、いま感じている別のことにラベルを貼ります。そうするうちに、考えに反応して悩みを深めることがなくなります。

五感でラベリング

感じたことに「におい」「光」「ふくらみ」「立っています」などとラベリングする。五感で感じとってラベリングできていれば、考えたり悩んだりする反応が起こりにくい

考えに気づいたら「考え」というラベルを貼る。そのような単純作業をイメージすると、瞑想が進みやすい

考えてもラベリング

「におい」を感じて「くさい」と考えてしまっても、すぐに「考え」「くさいと思った」とラベリングすれば、それ以上反応しないで済む。悩みが深まりにくくなる

感覚よりも考えに意識が向きがちな人は、呼吸や動作の数を数えるのもよい。感覚に集中しやすくなる

どの瞑想でも、意識の中心を定めておくことが重要。呼吸するときのお腹や、歩くときの足の裏がわかりやすい

すべての考えを公平に扱う。よい考えでも嫌な考えでも「考え」とラベリング。その考えを掘り下げようとも閉め出そうともしない

できないときの対処法

眠気や疲れがひどいときはやめる

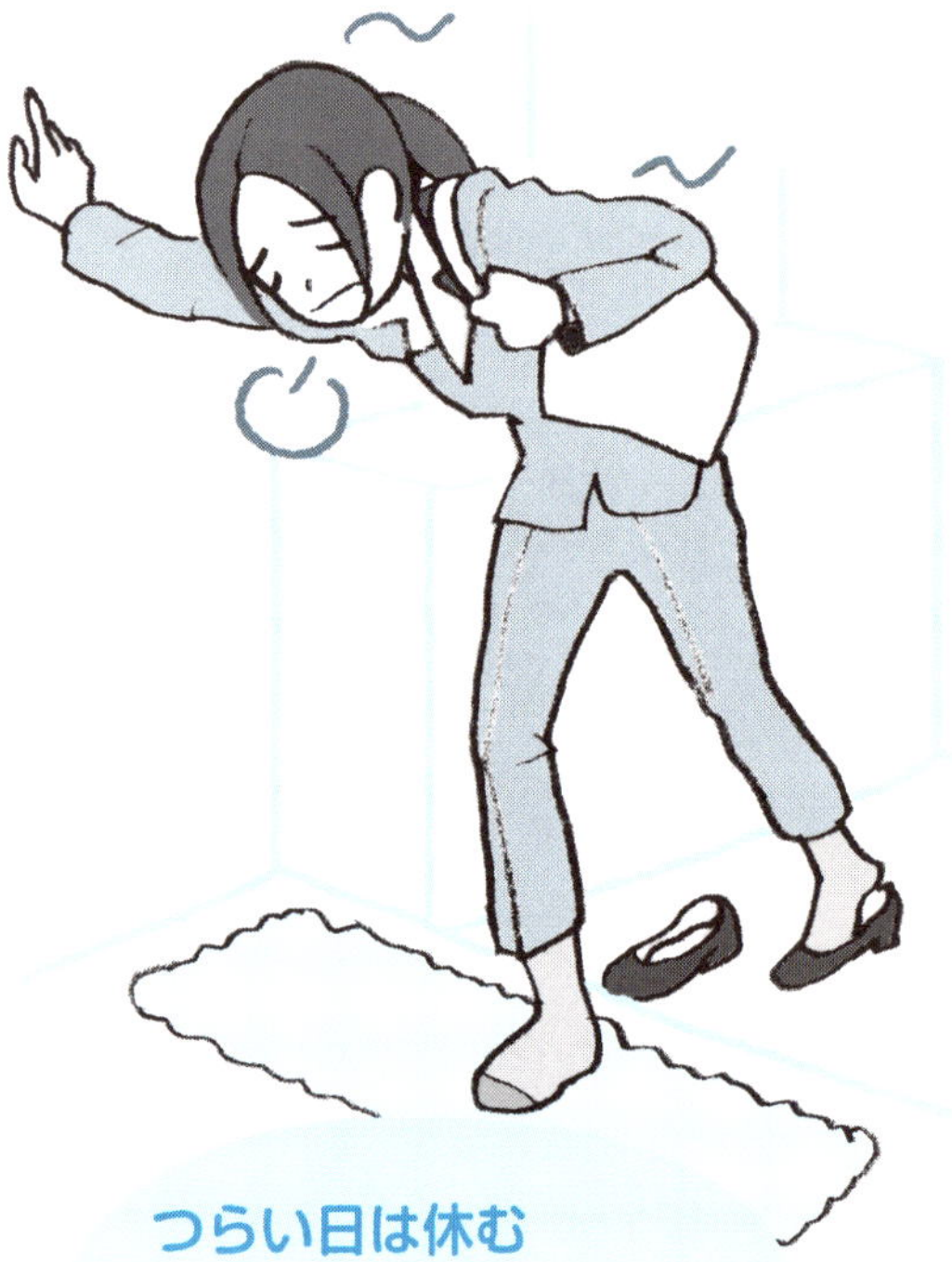

悩みの受け止め方

眠くなるわけを知っておく

　瞑想中に眠くなるわけは大きく分けて２つです。ひとつは睡眠不足や疲れ、体調不良。その場合、休息が必要です。もうひとつの理由は、瞑想をはじめたから。ゆったりとした動きで眠気が出たり、瞑想をしたくないという欲求によって集中力が落ちたりします。

徹夜で働いて身も心もすり減ったときにまで、無理して瞑想をする必要はない

つらい日は休む

多忙で体が疲れきっているときや、ケガなどで強い痛みがあるときには、瞑想に集中しづらい。無理に実践せず、休息をとる

眠いだけならできる

多少の疲れや眠気を感じても、仕事や趣味にとりくむ程度の余裕があるなら、じつは瞑想も十分にできる

悩みの対処法

瞑想を楽しむようにする

明らかな体調不良がなければ、疲れていても眠くても、瞑想はできます。ポイントは瞑想を楽しむこと。つまらない講演を聞くと居眠りをするのと同じで、瞑想も手順がわからず、不安で楽しめなければ、集中できません。きちんと理解して楽しみましょう。

姿勢が崩れやすい人は、ソファベッドのような寝転がりやすいイスはさけ、通常のイスで背もたれを使わずに座る

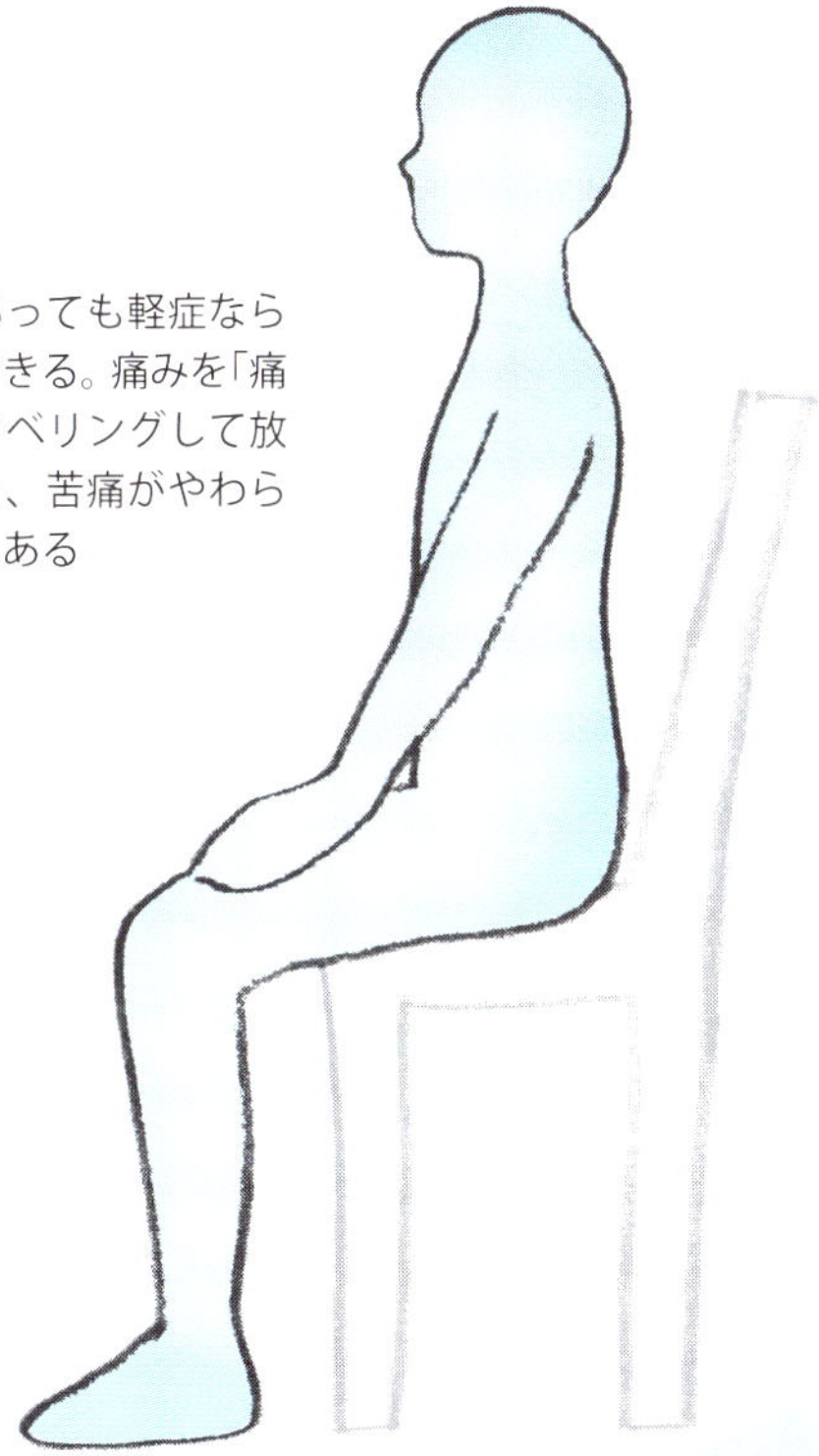

痛みがあっても軽症なら瞑想はできる。痛みを「痛み」とラベリングして放置すると、苦痛がやわらぐこともある

力を抜いて楽な姿勢をとるのはよいが、気を抜いて集中力まで弱らせてしまうのは問題。意識は集中する

眠気に気づいて対処する

眠気に気づくのも大事。瞑想を続けていると「つまらない」「しんどい」などの欲求に気づき、それが眠気のもとだとわかる場合もある

好奇心をもってとりくむ

瞑想を続けていれば、心地よさを感じたり、優しい気持ちになったりする。そのような変化に好奇心をもってとりくむと、眠気が出にくくなる

できないときの対処法

家族や友人と、
瞑想の手応えを語り合う

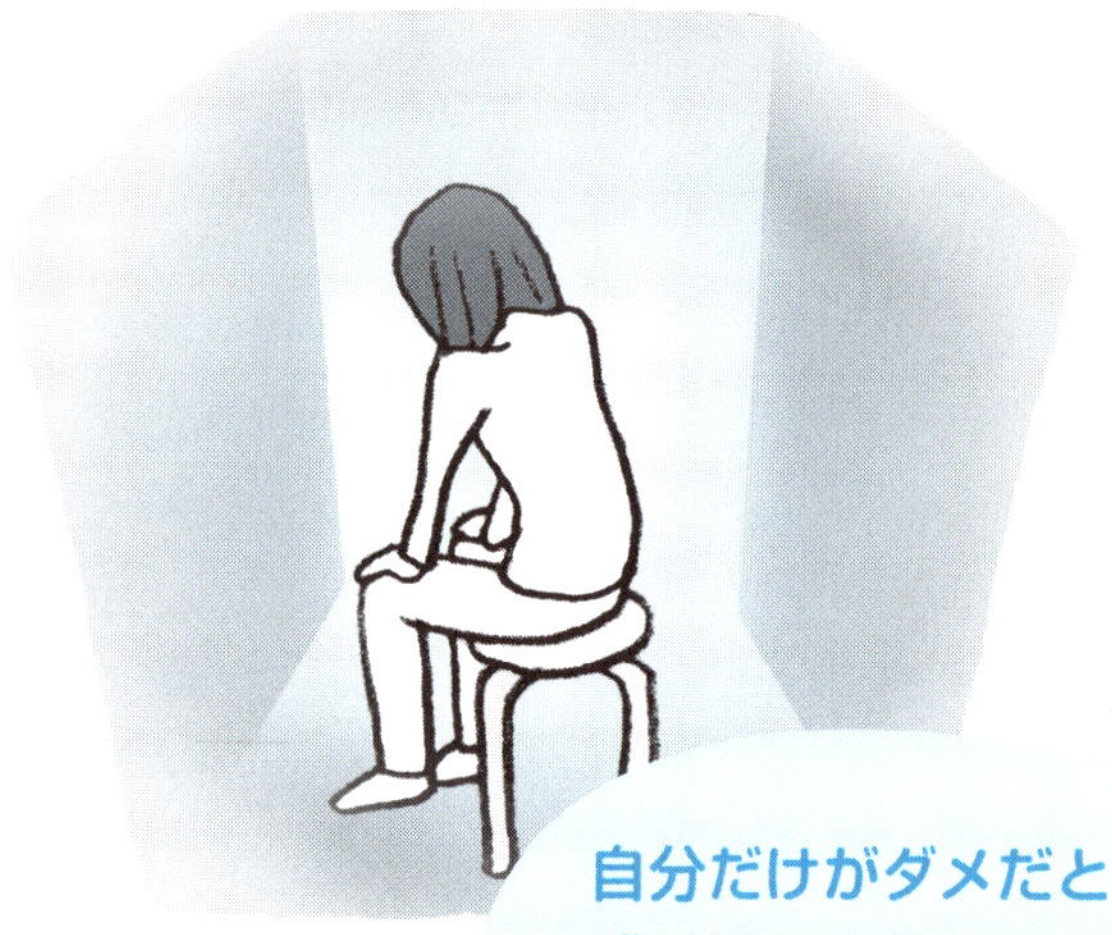

悩みの受け止め方

ひとりでつきつめるのはやめる

瞑想がうまくいかないと感じたときに、ひとりで本を読みこんだり、悩んだりして課題を乗り越えようとしても、なかなか難しいものです。つきつめて考えるのはやめ、家族や友人に協力してもらいましょう。

自分だけがダメだと感じてしまう

いつもひとりで瞑想をしていると、うまくいかないときに、自分だけができていないのだと感じ、自己批判しがち

相談して閉塞感を解消する

家族や友人にも瞑想を実践してもらい、感想を語り合うと、ほかの人にもそれぞれ課題があることがわかる

瞑想はひとりで集中しておこなうものだが、誰にも相談せず孤独に実践していると、うまくいかないこともある

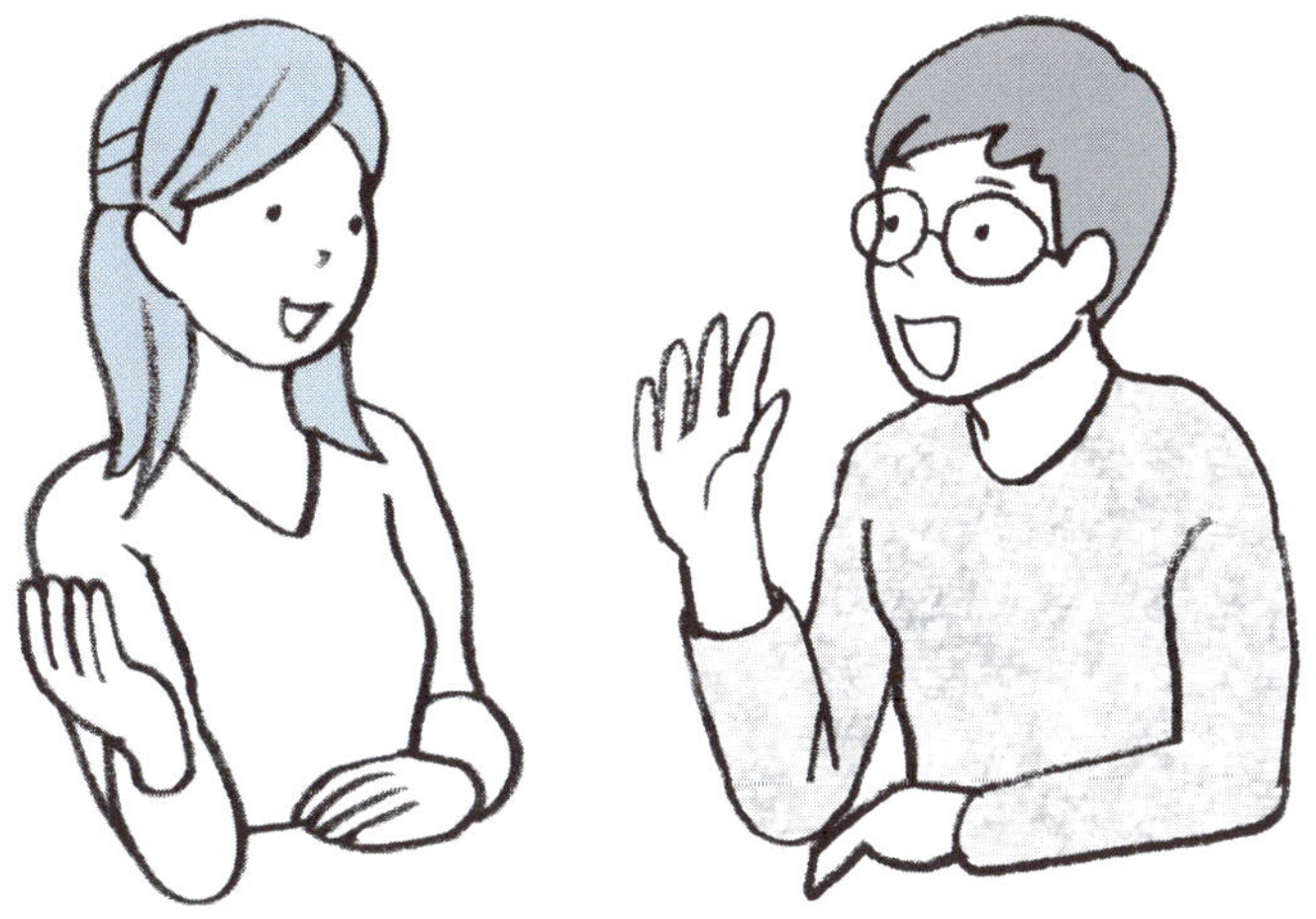

夫婦で実践にとりくみ、いろいろと話し合って、瞑想への理解をシェアする

悩みの対処法

家族や友人といっしょに実践する

家族や友人にマインドフルネス瞑想を紹介し、興味をもつ人がいれば、実践してもらいましょう。「いっしょに」といっても、実践は個別におこないます。あとでその感想を話し合ってみてください。瞑想の意味や効果への理解が深まります。

手応えや感想を語り合う

瞑想について、率直に語り合う。わかったこと・わからないことを言葉にして共有し、今後の瞑想の参考にする

理解が深まる

ひとりでは気づけなかったことに気づく。瞑想への理解が深まり、実践しやすくなる

やる気が出る

ぎこちないと思っていたことが、それほど悪くないと思えてきたりする。瞑想へのやる気が出る

支え合える

仲間をもつことで、瞑想への不安や戸惑いがやわらぐ。支え合って、お互いに楽になる

仏教では「サンガ」という

仏教では瞑想などの実践をおこなうコミュニティを「サンガ」といいます。サンガにいることで、孤立せずにすみ、さまざまな修行に落ち着いてとりくめます。マインドフルネス瞑想にも、その考え方をとり入れることができます。

できないときの対処法

手応えがなくても実践を続ける

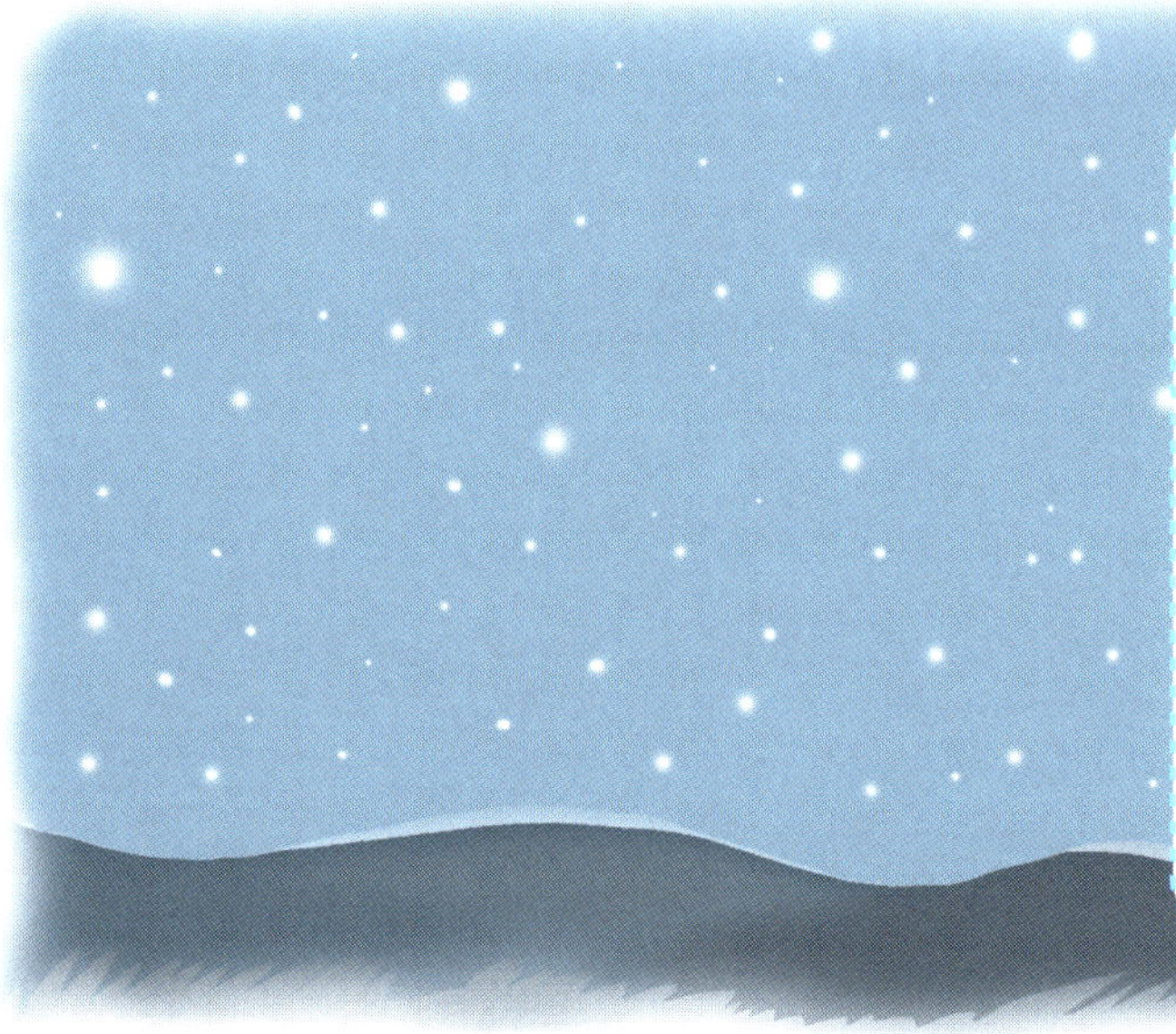

眼想を続けることで「あれもそれもほしい」「こうでなければ」といった欲求が消え、視野が広がるのだと知っておく

悩みの受け止め方

しくみを理解し、自分を信じる

　これまでにも解説してきた通り、瞑想をするとき、効果を求めてあせってはいけません。とはいえ、瞑想の意味がよくわからないままでは、実践が続きません。しくみは理解しておきましょう。理解できたら、あとは瞑想と自分を信じて実践あるのみです。

本来の心をイメージする

心は本来、ものごとをオープンにみて、あるがままに受け入れるものだということを理解する。そのようなイメージをもっておく

瞑想のサイクルを経験する

毎日実践していると手応えがない日もあるが、瞑想とはそういうもの。それでも続けていれば欲求を手放し、悩みから解放される。そのようなサイクルを少しずつ経験していく

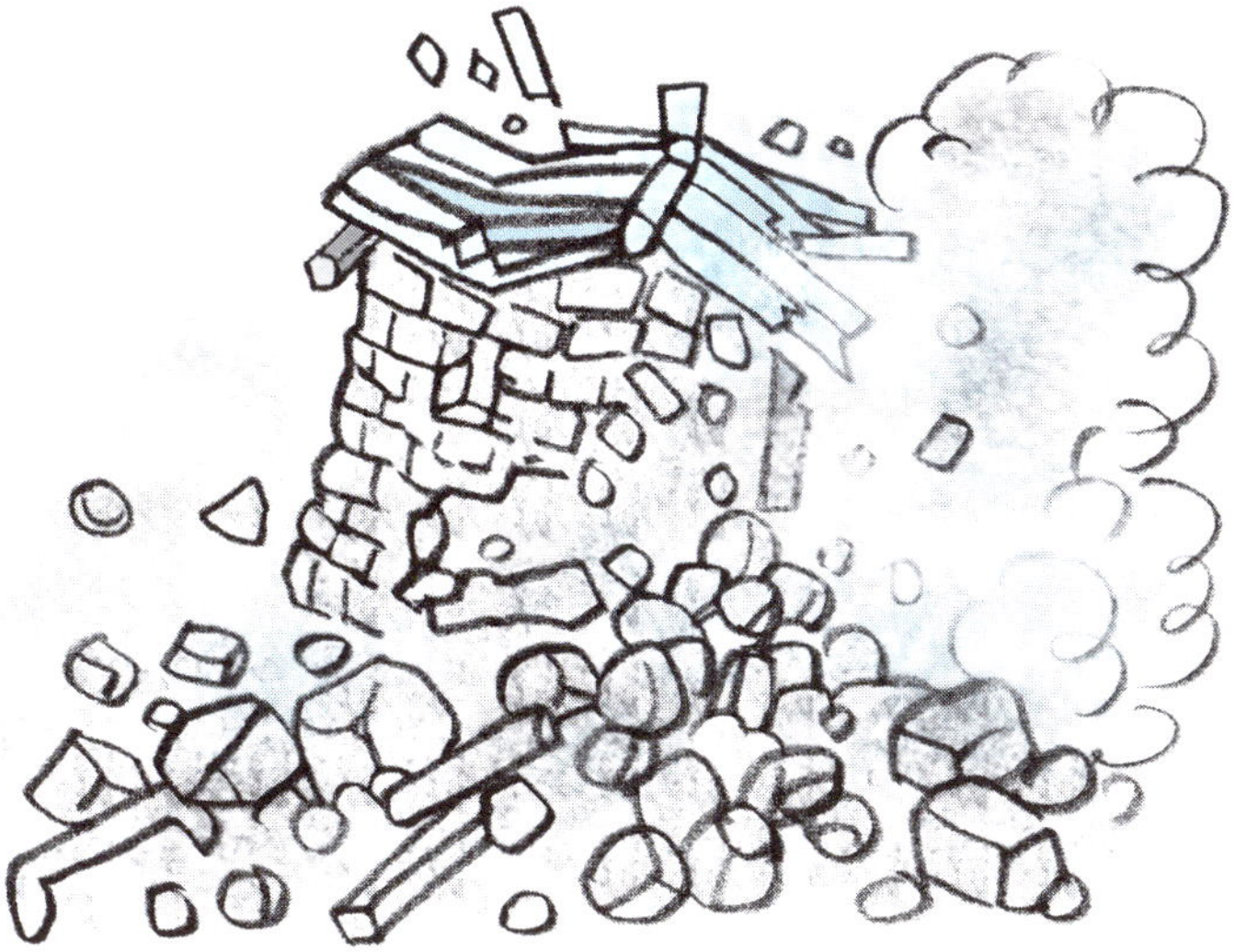

それまでドゥーイング・モードで考え抜き、さまざまにつくりあげてきた「自分のあるべき姿」が崩れ去っていく

悩みの対処法

結果を求めず コツコツと続ける

瞑想をしても、期待したほどの効果が出ないと感じることもあるかもしれません。しかし、そうして期待したり、評価したりしているうちは、まだ欲求に支配されています。結果を求めずに、実践を続けていきましょう。

あせらずに続ける

うまくいったという手応えがなくても、生活に変化がみられなくても、あせらずに毎日瞑想を続ける

欲求が消えていく

やがて「自分はこうあるべき」「もっとこうしたい」という欲求に気づく。それを手放し、効果に対するあせりもなくなる

生きる喜びを感じる

なにごともオープンな視点でみられるようになり、これまでと同じくらしにも楽しさや愛情、自分の優しさを再発見できる

「本当の自分」はいない？

仏教には「無我」という教えがあります。そもそも自分などというものはないという意味です。

人間は自分らしくあろうとすると、欲求にとらわれます。わがままをしているかぎり、苦しみが生まれ続けるのです。

瞑想にとりくみ、「自分らしさ」や「本当の自分」などの呪縛から逃れましょう。

できないときの対処法

瞑想のゴールは「できる」ではなく「する」

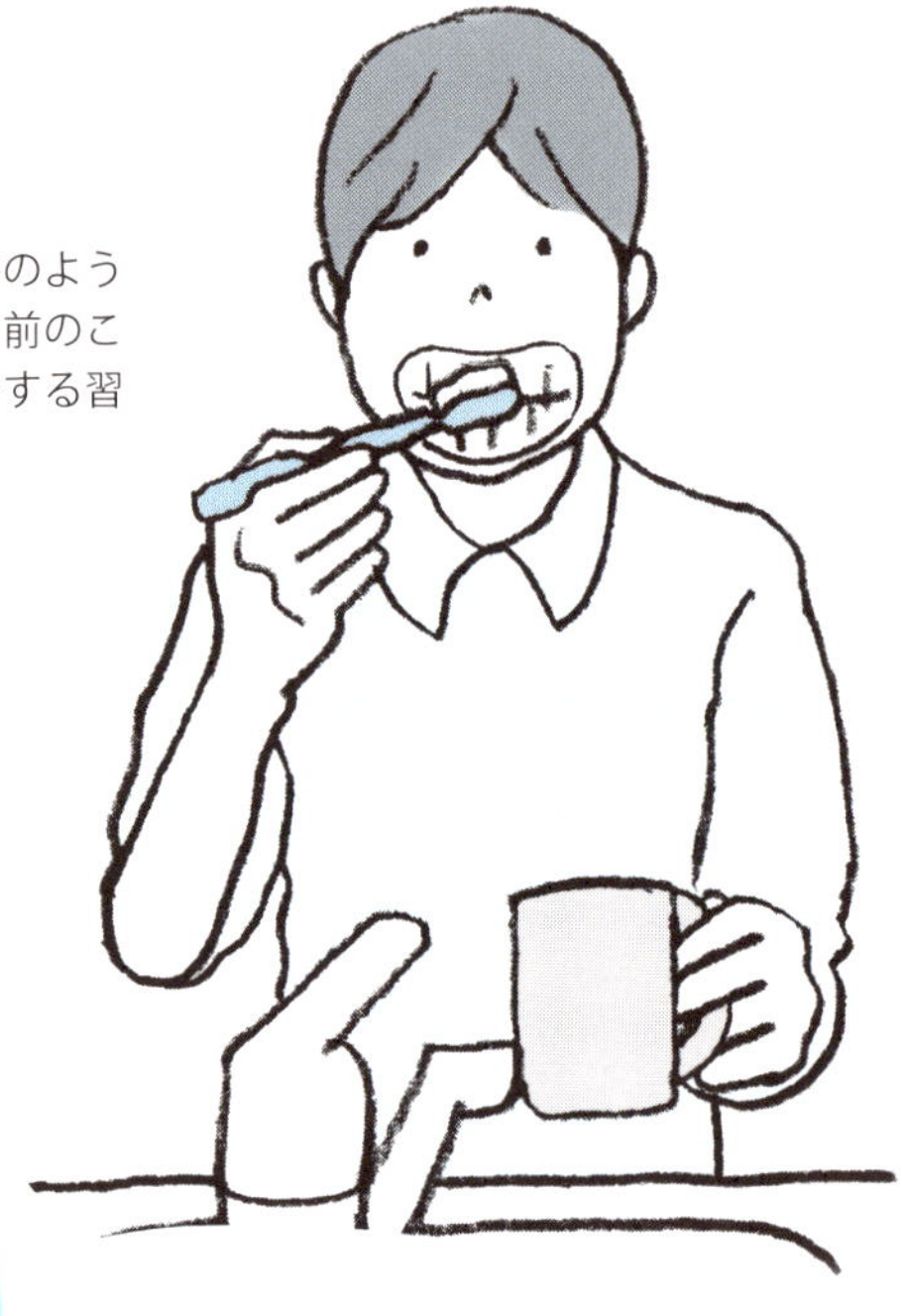

歯みがきや入浴のように、毎日当たり前のこととして瞑想をする習慣をつけたい

悩みの受け止め方

成功することを目標にしない

　瞑想がうまくできないときの対処法を紹介してきましたが、それは瞑想を続けてもらうための助言です。うまくできるようになるためのコツではありません。瞑想をするときに大切なのは、成功することやうまくできることではなく、毎日続けることです。

結果を気にせず実践「する」

手応えがなくても、期待通りの効果が感じられなくても、とにかく基本の通りに瞑想を毎日実践する。その積み重ねが人生への満足感を生む

期待通りに実践「できる」

正しい手順を会得《えとく》し、人よりもうまく実践し、期待通りの効果を出そうという姿勢では、欲求に支配され、瞑想はうまくいかない

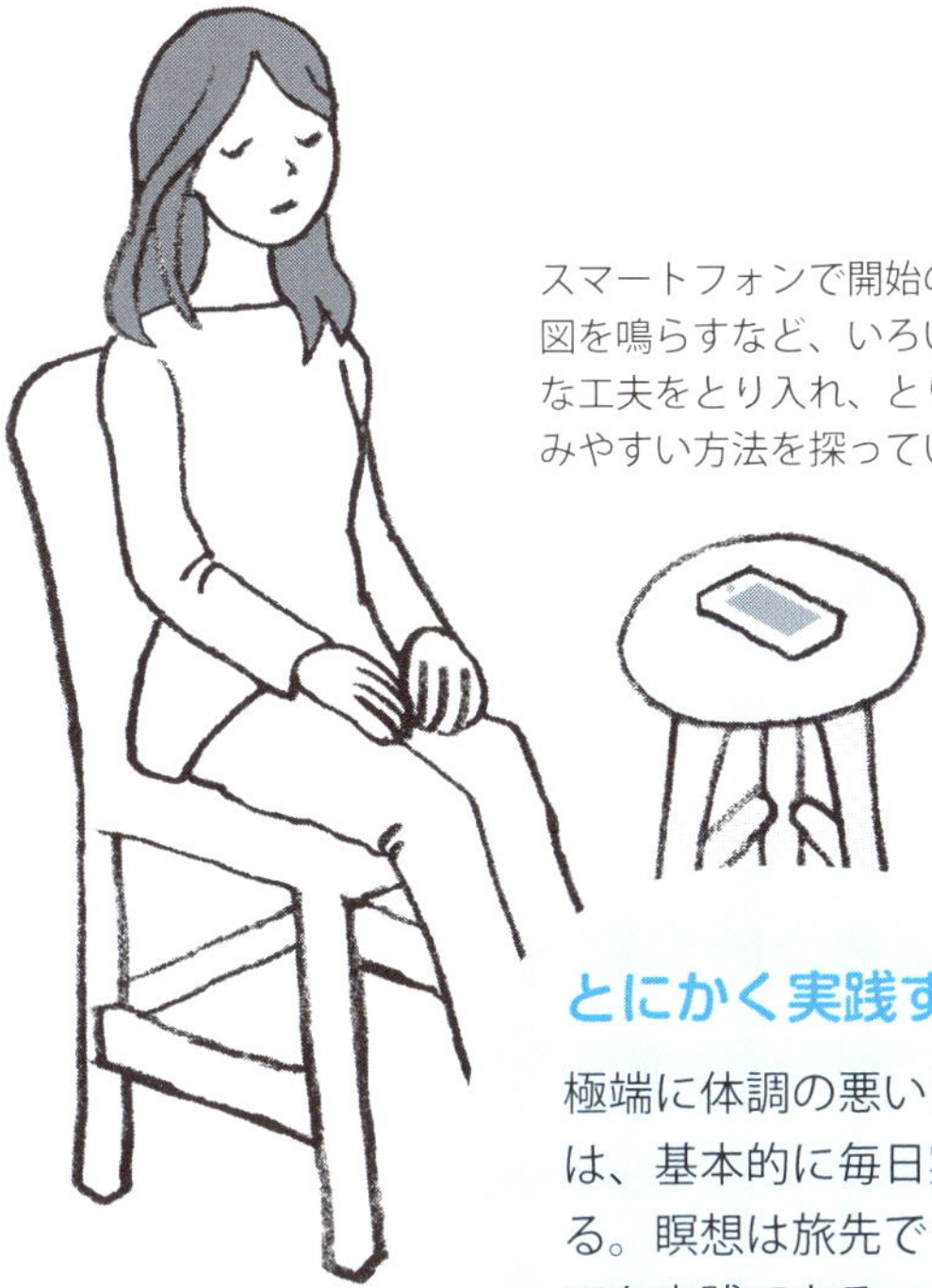

スマートフォンで開始の合図を鳴らすなど、いろいろな工夫をとり入れ、とりくみやすい方法を探っていく

悩みの対処法

やる気になれない日も実践を続ける

毎日瞑想を続けていれば、やる気の出ない日やうまくいかない日、集中できない日もあるでしょう。それでも、出来や結果に一喜一憂せず、瞑想を続けてください。

とにかく実践する

極端に体調の悪い日以外は、基本的に毎日実践する。瞑想は旅先でもどこでも実践できる

うまくいかなくても実践する

手応えがなくても気にしないで、瞑想の心地よさを感じる。そして実践を続ける

自分をほめる

自分を責めたりせず、優しい気持ちでほめながら、実践を続けていく

効果は科学的に実証されている

マインドフルネス瞑想が心身の安定に効果を発揮することは、科学的に実証されています。

ＭＢＳＲ（マインドフルネスストレス低減法）には社交不安症、不安、抑うつに効果があるという医学的なエビデンスがあります。

また、マインドフルネス瞑想時の脳機能を調べた検査では、安静時に働くデフォルト・モード・ネットワークが活性化し、不安や恐怖に関わる扁桃体と島皮質の活性が下がるという結果が出ました。瞑想時は脳の働きが安静化して認知処理機能が休まり、同時に不安や恐怖が生じにくくなっていると理解してよいでしょう。

効果を求めず地道に実践を続けることで、そうした影響が現れてくるのです。

理解に役立つ用語集　4

ジャスト・ビー・アウェア

マインドフルネス瞑想はただ気づくだけでよい

ＭＢＳＲ（マインドフルネスストレス低減法）のように専門的な手法では、医師などの専門家が瞑想の仕方を説明することがあります。そのようなとき、専門家は瞑想のコツとして、たとえば「ジャスト・ビー・アウェア」と語りかけます。日本語に訳すと「ただ気づけばよい」ということです。

この本にも、ほかのさまざまな本や情報にも、マインドフルネス瞑想のさまざまな方法や注意点が記されていますが、重要なのは、「ただ気づくこと」です。瞑想にとりくんでも集中できないことに気づく。日頃さまざまな感覚を見過ごしていたことに気づく。そういった一つひとつの気づきに、成功も失敗もありません。気づくことそのものが大切なのです。

方法論や出来不出来にとらわれず、「ジャスト・ビー・アウェア」という言葉を頭において、瞑想にとりくんでいってください。

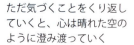

ただ気づくことをくり返していくと、心は晴れた空のように澄み渡っていく

■ 監修者プロフィール

有光興記（ありみつ・こうき）

1971 年兵庫県生まれ。関西学院大学文学部総合心理科学科教授。博士（心理学）、臨床心理士。専門は臨床心理学、社会心理学。ストレスや抑うつ、不安に悩む子ども・成人を対象として、ソーシャルスキルトレーニング、認知行動療法、マインドフルネス瞑想を実践している。2014 年にはボストン大学不安関連障害センターにて 1 年間、マインドフルネス瞑想の最新研究に従事。その知見を日本に持ち帰り、実践をさらに広げている。主な著書に『発達障害の子の「イライラ」コントロール術』（監修、講談社）、『マインドフルネス――基礎と実践』（分担執筆、日本評論社）など。

編集協力
オフィス 201（石川 智）

カバーデザイン
岡本歌織（next door design）

カバーイラスト
高橋ユミ

本文デザイン
南雲デザイン

本文イラスト
梶原香央里

健康ライブラリー

図《ず》解《かい》 マインドフルネス瞑想《めいそう》がよくわかる本《ほん》

2017年4月25日　第1刷発行
2019年6月17日　第2刷発行

監修	有光興記（ありみつ・こうき）
発行者	渡瀬昌彦
発行所	株式会社 講談社
	東京都文京区音羽２丁目-12-21 郵便番号　112-8001 電話番号　編集　03-5395-3560 販売　03-5395-4415 業務　03-5395-3615
印刷所	凸版印刷株式会社
製本所	株式会社若林製本工場

N.D.C.140　98p　21cm

ISBN978-4-06-259859-0

■ 参考資料・参考文献

貝谷久宣／熊野宏昭／越川房子編著
『マインドフルネス――基礎と実践』（日本評論社）

J. カバットジン著、春木豊訳
『マインドフルネスストレス低減法』（北大路書房）

サンガ編集部編著
『グーグルのマインドフルネス革命　グーグル社員 5 万人の「10 人に 1 人」が実践する最先端のプラクティス』（サンガ）

アルボムッレ・スマナサーラ著
『自分を変える気づきの瞑想法【第 3 版】　ブッダが教える実践ヴィパッサナー瞑想』（サンガ）

ティク・ナット・ハン著、島田啓介／馬籠久美子訳
『ブッダの幸せの瞑想　第二版　マインドフルネスを生きる――ティク・ナット・ハンが伝えるプラムヴィレッジの実践』（サンガ）

ティク・ナット・ハン著、山端法玄／島田啓介訳
『ブッダの＜気づき＞の瞑想』（野草社）

スティーヴン・マーフィ重松著、坂井純子訳
『スタンフォード大学　マインドフルネス教室』（講談社）

藤田一照／永井均／山下良道著
『＜仏教 3.0 ＞を哲学する』（春秋社）

藤田一照＋山下良道著『アップデートする仏教』（幻冬舎）

山下良道著『本当の自分とつながる瞑想入門』（河出書房新社）